中医启蒙丛书

零起点学
中医诊断

任健 编著

中国医药科技出版社

内容提要

中医诊断是中医理论的基础，因此学习中医诊断是中医入门的关键。本书简要介绍了中医诊断的方法和原则；系统地介绍了望、闻、问、切四诊内容，以及八纲辨证、病因辨证、气血津液辨证、脏腑辨证、六经辨证、卫气营血辨证、三焦辨证等知识。其内容通俗易懂，科学实用，深入浅出，切合临床实际，特别适合初学中医及中医爱好者阅读参考。

图书在版编目（CIP）数据

零起点学中医诊断 / 任健编著. — 北京：中国医药科技出版社, 2017.8
（中医启蒙丛书）
ISBN 978-7-5067-9355-1

Ⅰ. ①零…　Ⅱ. ①任…　Ⅲ. ①中医诊断学 – 基本知识　Ⅳ. ①R241

中国版本图书馆CIP数据核字(2017)第121991号

零起点学 中医诊断

美术编辑　陈君杞
版式设计　大隐设计

出版　中国医药科技出版社
地址　北京市海淀区文慧园北路甲 22 号
邮编　100082
电话　发行：010-62227427　邮购：010-62236938
网址　www.cmstp.com
规格　710×1000mm ¹/₁₆
印张　11¹/₄
字数　159 千字
版次　2017 年 8 月第 1 版
印次　2018 年 5 月第 2 次印刷
印刷　北京九天众诚印刷有限公司
经销　全国各地新华书店
书号　ISBN 978-7-5067-9355-1
定价　30.00 元

前言

从流传几千年的针灸、推拿，到拯救数百万人生命的抗疟药物青蒿素；从泳坛名将菲尔普斯在里约奥运会上，向世界展示了火罐在身上烙下的"中国印"，到 G20 峰会期间，许多外宾和记者朋友寻访中医方面的服务。近年来，"中医热"不断掀起风潮，自学中医的人也越来越多。但中医学博大精深，其理论抽象难懂，普通读者自学起来比较枯燥。为此，我们一直在探索用更加喜闻乐见的形式来普及中医文化。

为了帮助渴望了解中医、学习中医的读者更快地迈进中医的"大门"，中医启蒙丛书对中医学知识进行了提炼，挑选出最基础、最核心和最实用的知识点，用通俗流畅的语言和清晰准确的线条图加以讲解，帮助读者快速理解和掌握。

考虑到中医爱好者的实际需求，中医启蒙丛书从中医基础理论、中医诊断学、中药学、针灸学、脉学、中医必读歌诀六个方向入手，凝练出《零起点学中医》《零起点学中医诊断》《零起点学中药》《零起点学针灸》《零起点学脉诊》《零起点学中医歌诀》六个分册。广大中医爱好者一卷在手，不仅可以帮助您走近中医，还可以助您轻松地学习中医，并在日常生活中指导您的养生保健。希望丛书能让更多人从零起点、零距离开始接触中医，了解中医，感悟中医，热爱中医。

特别值得一提的是，中医启蒙丛书打破了以往中医图书的形式束缚，用图和表的形式，简明而形象地传达出中医学的关键知识点，对于抽象的理论和易混知识点都配以图表，比如每味中药配有插图，每个穴位、舌象附有示意图等，帮助读者加深理解记忆。更重要的是，为热爱中医、想探究中医奥秘的普通读者开启了一条快乐学中医的新路。

当然，由于时间有限，书中内容难免有不足或欠妥之处。在此诚心恳请广大读者在阅读中及时记录并反馈给我们，以便及时对丛书进行修订完善。

编者
2017 年 8 月

零起点学中医诊断

目录

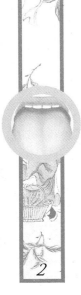

第一章
中医是如何诊断疾病的

　　"诊"是指诊察了解；"断"是指分析判断。"诊断"就是通过对病人的询问、检查，以掌握病情资料，从而对病人的健康状态和病变的本质进行辨识，并作出概括性判断。中医诊断有不同于西医诊断的特殊之处。

中医诊断疾病的四大方法

　　中医诊法是中医诊察、收集病情资料的基本方法和手段。主要包括望、闻、问、切"四诊"。

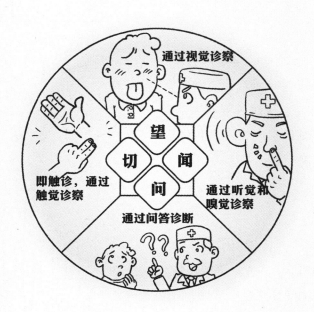

通过视觉诊察

望

闻

切

问

即触诊，通过触觉诊察

通过听觉和嗅觉诊察

通过问答诊断

"望诊"是医生运用视觉察看病人的神、色、形、态、舌象、头面、五官、四肢、二阴、皮肤以及排出物等，以发现异常情况、了解病情的诊察方法。

"闻诊"是医生运用听觉诊察病人的语言、呼吸、咳嗽、呕吐、嗳气、肠鸣等声音，以及运用嗅觉嗅病人发出的异常气味、排出物的气味等，以了解病情的诊察方法。

"问诊"是询问病人有关疾病的情况、自觉症状、既往病史、生活习惯等，从而了解病人的各种异常感觉以及疾病的发生发展、诊疗等情况的诊察方法。

"切诊"是医生用手触按病人的脉搏和肌肤、手足、胸腹、腧穴等部位，测知脉象变化及有关部位的异常征象，从而了解病变情况的诊察方法。

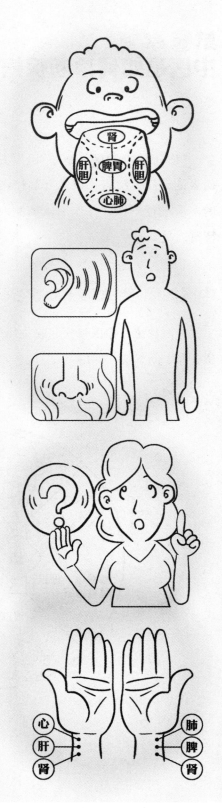

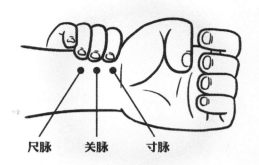

尺脉　　关脉　　寸脉

通过四诊所收集到的病情资料主要包括症状、体征和病史。"症状"是指病人主观感到的痛苦或不适，如头痛、耳鸣、胸闷、腹胀等；"体征"是指医生运用望、闻、切等方法获得的具有诊断意义的客观征象，如面色白、喉中哮鸣、大便腥臭、舌苔黄、脉浮数等。而在中医学中，症状和体征又可统称症状，或简称"症"，古代还有将其称为病状、病形、病候者。

"症"虽然只是疾病所反映的现象，但它是判断病种、辨别证型的主要依据。

"证"是中医学特有的一个概念。证是对疾病过程中所处一定（当前）阶段的病位、病性以及病势等所作的病理性概括。是机体对致病因素的反应状态，是对疾病当前本质所作的结论。

"证"包括证名、证候、证型等概念。将疾病当前阶段的病位、病性等本质，概括成一个诊断名称，称为"证名"。如痰热壅肺证、肝郁脾虚证、卫分证、脾肾阳虚证、膀胱湿热证、瘀阻脑络证等，均为证名。临床上有时又将证称为"证候"，即证为证候的简称。但严格地说，证候应是指每个证所表现的、具有内在联系的症状及体征。临床较为常见、典型、证名规范或约定俗称的证，可称为"证型"。

中医诊断疾病的三大原则

疾病的病情变化极其错综复杂，医生要在千变万化、纷纭复杂的临床表现中，抓住疾病的本质，对病、证作出正确判断，除了应熟悉中医学的理论与知识外，还要遵循中医诊断的基本原则。

1. 整体审察

整体观念、相互联系，是中医诊断时强调整体审察的认识论基础。由于人是一个有机的整体，内在的脏腑与体表的形体官窍之间是密切相关的，整个人体又受到社会环境和自然环境的影响。当人体脏腑、气血、阴阳协调，能适应社会、自然环境的变化时，便表现为身心健康的状态；当内外环境不能维持在一定范围内的和谐统一，便可能发生疾病。因此，人体一旦患了疾病，局部的病变可以影响全身；精神的刺激可以导致气机甚至形体的变化；脏腑的病变可以造成气血阴阳的失常和精神活动的改变等，任何疾病都是整体功能状态失调在全身或局部的反应。

2. 四诊合参

"四诊合参"，是指四诊并重，诸法参用，综合考虑所收集的病情资料。

由于疾病是一个复杂的过程，其临床表现可体现于多个方面，所以只有四诊合参，才能全面、详尽地获取诊断所需的临床资料。另外，望、闻、问、切四诊是从不同的角度了解病情和收集临床资料，各有其独特的方法与意义，不能互相取代，故中医学强调四诊合参。正如《医门法律》所说："望闻问切，医之不可缺一。"《四诊抉微》也说："然诊有四，在昔神圣相传，莫不并重。"

3. 病证结合

在中医学中，"病"与"证"是密切相关的不同概念。

病是对疾病全过程的特点与变化规律所作的概括，证是对疾病当前阶段的病位、病性等所作的结论。病注重贯穿于整个疾病的基本病理变化，即从疾病发生、发展全过程纵向认识病情；证着眼于疾病某一阶段机体反应状态的病理变化，即从横向认识病情。辨病和辨证对于中医诊断来说都是重要的。辨病有利于从疾病全过程、特征上认识疾病的本质，重视疾病的基本矛盾；辨证则重在从疾病当前的表现中判断病变的位置与性质，抓住当前的主要矛盾。由于病与证对疾病本质反映的侧重面有所不同，所以中医学强调要"辨病"与"辨证"相结合，从而有利于对疾病本质的全面认识。

第二章
"察颜观色" —— 望诊

一、整体望诊

整体望诊是指医生通过观察病人全身的神、色、形、态变化来了解疾病情况。

望神

望神是指通过观察人体生命活动的整体表现来判断健康状态、了解病情的方法，即观察人的精神状态和功能状态。

"神"是人体生命活动的总称，其概念有广义和狭义之分。广义之神，是指整个人体生命活动的外在表现，可以说神就是生命；狭义之神，乃指人的精神活动，可以说神就是精神。望神应包括这两方面的内容。

神是以精气为物质基础的一种功能，是五脏所生之外荣。望神可以了解五脏精气的盛衰和病情轻重与预后。望神应重点观察病人的精神、意识、面目表情、形体动作、反应能力等，尤应重视眼神的变化。望神的内容包括得神、失神、假神，此外神气不足、神志异常等也应属于望神的内容。

1. 得神

得神，又称"有神"，是精充气足神旺的表现；若病而有神，则虽病而正气未伤，是病轻的表现，预后良好。

得神表现为神志清楚，语言清晰，面色荣润含蓄，表情丰富自然；目光明亮，精彩内含；反应灵敏，动作灵活，体态自如；呼吸均匀，肌肉不削。

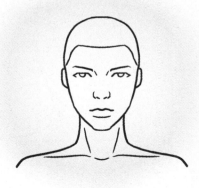

2. 失神

失神，又称"无神"，是精损气亏神衰的表现。若病至此，已属重笃，预后不良。

失神表现为精神萎靡，言语不清，或神昏谵语，循衣摸床，撮空理线，或卒倒而目闭口开；面色晦暗，表情淡漠或呆板；目暗睛迷，瞳神呆滞；反应迟钝，动作失灵，强迫体位；呼吸异常，气息微弱；肌肉消瘦，大肉已脱。

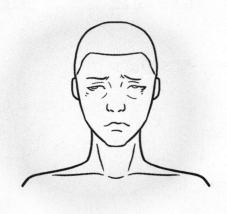

3. 假神

假神是久病、重病病人出现的精神暂时"好转"的假象，是临终的预兆，并非佳兆。

假神表现为久病、重病之人，本已失神，但突然精神转佳，目光转亮，言语不休，想见亲人；或病至语声低微断续，忽而响亮起来；或本已面色晦暗，突然颧红如妆；或本已毫无食欲，忽然食欲增强。

假神与病情好转的区别在于：假神的出现比较突然，其"好转"与整个病情不相符，只是局部的和暂时的。由无神转为有神，是整个病情的好转，有一个逐渐变化的过程。

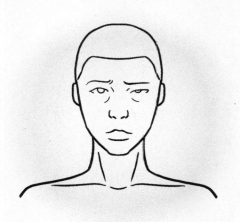

假神之所以出现，是由于精气衰竭已极，阴不敛阳，阳虚无所依附而外越，以致暴露出一时"好转"的假象。这是阴阳即将离绝的危候，古人比做"残灯复明""回光反照"。

得神、少神、失神、假神鉴别表

	得神	少神	失神	假神
目光	两目灵活 明亮有神	两目晦滞 目光乏神	两目晦暗 目无光彩	虽目似有光，但浮光暴露
面色	面色荣润 含蓄不露	面色少华 暗淡不荣	面色无华 晦暗暴露	虽面似有华，但泛红如妆
神情	神志清晰 表情自然	精神不振 思维迟钝	精神萎靡 意识模糊	虽神识似清，但烦躁不安
体态	肌肉不削 反应灵敏	肌肉松软 动作迟缓	形体羸瘦 反应迟钝	虽思欲活动，但不能自转

4. 神气不足

神气不足是轻度失神的表现，与失神状态只是程度上的区别。它介于有神和无神之间，常见于虚证病人，所以更为多见。

神气不足的临床表现为精神不振，健忘困倦，声低懒言，怠惰乏力，动作迟缓等。多属心脾两亏，或肾阳不足。

5. 神志异常

神志异常也是失神的一种表现，但与精气衰竭的失神则有本质上的不同。一般包括烦躁不安，以及癫、狂、病等。这些都是由特殊的病机和发病规律所决定的，其失神表现并不一定意味着病情的严重性。

烦躁不安：即指心中烦热不安，手足躁扰不宁的症状。烦与躁不同，烦为自觉症状，如烦恼，躁为他觉症状，如躁狂、躁动等。多与心经有火有关，可见于邪热内郁、痰火扰心、阴虚火旺等证。

癫病：表现为淡漠寡言，闷闷不乐，精神痴呆，喃喃自语，或哭笑无常，多由痰气郁结，阻蔽神明所致，亦有神不守舍，心脾两虚者。

狂病：多表现为疯狂怒骂，打人毁物，妄行不休，少卧不饥，甚则登高而歌，弃衣而走。多因肝郁化火，痰火上扰神明所致。

痫病：表现为突然昏倒，口吐涎沫，四肢抽搐，醒后如常。多由肝风挟痰，上窜蒙蔽清窍，或属痰火扰心，引动肝风。

望色

望色就是医者观察病人面部颜色与光泽的一种望诊方法。颜色就是色调变化,光泽则是明度变化。古人把颜色分为五种,即青、赤、黄、白、黑,称为五色诊。五色诊的部位既有面部,又包括全身,所以望色有面部五色诊和全身五色诊,但由于五色的变化在面部表现最明显,因此,常以望面色来阐述五色诊的内容。

《内经》论述面部色泽变化归纳表

五色	五脏	平人(正常人)		病人	
		有华无病	无华将病	有华主生（善色）	无华病危（恶色）
赤	心	如白裹朱	如赭	如鸡冠	如衃血
白	肺	如鹅羽	如盐	如豕膏	如枯骨
黄	脾	如罗裹雄黄	如黄土	如蟹腹	如枳实
青	肝	如苍璧之泽	如蓝	如翠羽	如草兹
黑	肾	如重漆色	如地苍	如乌羽	如炲

望面色要注意识别常色与病色。

1. 常色

常色是人在正常生理状态时的面部色泽。常色又有主色、客色之分。

（1）主色

所谓主色,是指人终生不改变的基本肤色、面色。由于民族、禀赋、体质的不同,每个人的肤色不完全一致。我国人民属于黄色人种,一般肤色都呈微黄,所以古人微黄为正色。在此基础上,有些人可有略白、较黑、稍红等差异。

（2）客色

人与自然环境相应,由于生活条件的变动,人的面色、肤色也相应变化,称为客色。例如,随四时、昼夜、阴晴等天时的变化,面色亦相应改变。再如，由于年龄、饮食、起居、寒暖、情绪等变化，也可引起面色变化，也属于客色。

总之，常色有主色、客色之分，其共同特征是明亮润泽、隐然含蓄。

2. 病色

病色是指人体在疾病状态时的面部颜色与光泽，可以认为除上述常色之外，其他一切反常的颜色都属病色。病色有青、黄、赤、白、黑五种。

（1）青色

主寒证、痛证、瘀血证、惊风证、肝病。

青色为经脉阻滞，气血不通之象。寒主收引、主凝滞，寒盛而留于血脉，则气滞血瘀，故面色发青。经脉气血不通，不通则痛，故痛也可见青色。肝病气机失于疏泄，气滞血瘀，也常见青色。肝病血不养筋，则肝风内动，故惊风（或欲作惊风），其色亦青。

如面色青黑或苍白淡青，多属阴寒内盛；面色青灰，口唇青紫，多属心血瘀阻，血行不畅；小儿高热，面色青紫，以鼻柱、两眉间及口唇四周明显，是惊风先兆。

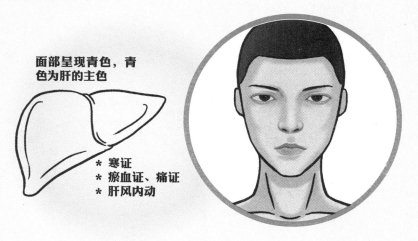

面部呈现青色，青色为肝的主色

* 寒证
* 瘀血证、痛证
* 肝风内动

（2）黄色

主湿证、虚证。

黄色是脾虚湿蕴表现。因脾主运化，若脾失健运，水湿不化；或脾虚失运，水谷精微不得化生气血，致使肌肤失于充养，则见黄色。

如面色淡黄憔悴称为萎黄，多属脾胃气虚，营血不能上荣于面部所致；面色发黄而且虚浮，称为黄胖，多属脾虚失运，湿邪内停所致；黄而鲜明如橘皮色者，属阳黄，为湿热熏蒸所致；黄而晦暗如烟熏者，属阴黄，为寒湿郁阻所致。

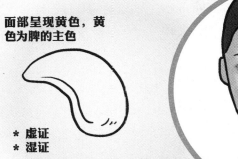

面部呈现黄色，黄色为脾的主色

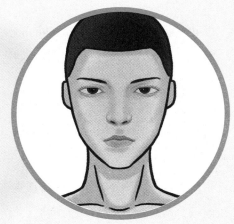

* **虚证**
* **湿证**

（3）赤色

主热证。

气血得热则行，热盛而血脉充盈，血色上荣，故面色赤红。

热证有虚实之别。实热证，满面通红；虚热证，仅两颧嫩红。此外，若在病情危重之时，面红如妆者，多为戴阳证，是精气衰竭，阴不敛阳，虚阳上越所致。

面部呈现赤色，赤色为心的主色

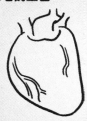

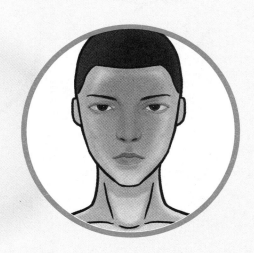

* **实热证**
* **虚热证**

（4）白色

主虚寒证、血虚证。

白色为气血虚弱不能荣养机体的表现。阳气不足，气血运行无力，或耗气失血，致使气血不充，血脉空虚，均可呈现白色。

如面色㿠白而虚浮，多为阳气不足；面色淡白而消瘦，多属营血亏损；面色苍白，多属阳气虚脱，或失血过多。

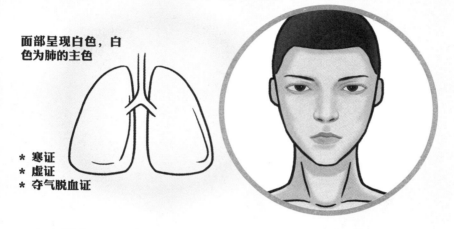

面部呈现白色，白
色为肺的主色

* 寒证
* 虚证
* 夺气脱血证

（5）黑色

主肾虚证、水饮证、寒证、痛证及瘀血证。

黑为阴寒水盛之色。由于肾阳虚衰，水饮不化，气化不行，阴寒内盛，血失温养，经脉拘急，气血不畅，故面色黧黑。

面黑而焦干，多为肾精久耗，虚火灼阴，目眶周围色黑，多见于肾虚水泛的水饮证；面色青黑，且剧痛者，多为寒凝瘀阻。

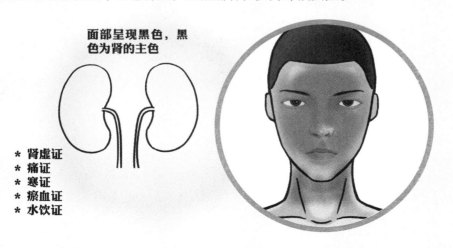

面部呈现黑色，黑
色为肾的主色

* 肾虚证
* 痛证
* 寒证
* 瘀血证
* 水饮证

望形体

望形体即望人体的宏观外貌，包括身体的强弱、胖瘦、体型特征、躯干四肢、皮肉筋骨等。人的形体组织内合五脏，故望形体可以测知五脏精气的盛衰。内盛则外强，内衰则外弱。

1. 形体强弱

体强

即身体强壮。表现为骨骼健壮，胸廓宽厚，肌肉充实，皮肤润泽等。反应脏腑坚实，气血旺盛，抗病力强

体弱

即身体衰弱。表现为骨骼细小，胸廓狭窄，肌肉消瘦，皮肤干枯等。反应脏腑脆弱，气血不足，抗病力弱

2. 形体胖瘦

胖而能食，肌肉结实，神旺有力	为形气有余。多属精气充足，身体健康
胖而食少，肉松皮缓，神疲乏力	为形盛气虚。多属阳气不足，多痰多湿
体瘦颧红，皮肤焦干	为形瘦阴虚。多属阴血不足，内有虚火
久病卧床不起，骨瘦如柴	为脏腑精气衰竭，气液干枯，属病危

3. 体形体质

阴脏人 → 体形矮胖，头圆颈粗，肩宽胸厚，身体姿势多后仰 → 多阳虚阴盛，患病后易从阴化寒，导致寒湿内停

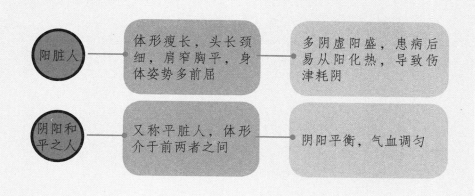

| 阳脏人 | 体形瘦长，头长颈细，肩窄胸平，身体姿势多前屈 | 多阴虚阳盛，患病后易从阳化热，导致伤津耗阴 |
| 阴阳和平之人 | 又称平脏人，体形介于前两者之间 | 阴阳平衡，气血调匀 |

望姿态

正常的姿态是舒适自然，运动自如，反应灵敏，行住坐卧各随所愿，皆得其中。在疾病中，由于阴阳气血的盛衰，姿态也随之出现异常变化，不同的疾病产生不同的病态。望姿态，主要是观察病人的动静姿态、异常动作及与疾病有关的体位变化。如病人睑、面、唇、指（趾）不时颤动，在外感病中，多是发痉的预兆；在内伤杂病中，多是血虚阴亏，经脉失养。

1．动静姿态

《望诊遵经》中"望诊八法"的一般诊断规律是：动者、强者、仰者、伸者，多属阳证、热证、实证；静者、弱者、俯者、屈者，多属阴证、寒证、虚证。

坐而喜仰，喘粗痰多	多属肺实气逆
坐而喜俯，少气懒言	多属气虚体弱
卧时常喜向外，躁动不安，身轻自能转侧	多属阳证、热证、实证
卧时常喜向里，喜静懒动，身重不能转侧	多属阴证、寒证、虚证
仰卧伸足，掀去衣被	多属实热证
蜷卧缩足，喜加衣被	多属虚寒证
但坐不得卧，卧则咳逆	多属咳喘，或水饮停于胸腹
但卧不得坐，坐则晕眩	多属气血俱虚，或脱血夺气

2. 异常动作

睑、面、唇、指、趾不时颤动	多为动风先兆，或气血不足，筋脉失养
四肢抽搐，角弓反张	多为肝风内动
猝然昏仆，口角㖞斜，半身不遂	多属中风病
恶寒战栗	多为疟疾发作，或伤寒欲作战汗
肢体软弱，行动不灵	多属痿证
关节拘挛，屈伸不利	多属痹病

二、局部望诊

望局部情况，或称分部望诊，是在整体望诊的基础上，根据病情或诊断需要，对病人身体某些局部进行重点、细致地观察。因为整体的病变可以反映在局部，所以望局部有助于了解整体的病变情况。

望头

以了解脑、肾的病变及气血的盛衰。

1. 头形

头大面小，智力低下	肾精亏损，水停于脑
头小尖圆，智力低下	肾精不足，颅骨失养
头顶平坦，颅呈方形	肾精亏虚，脾虚精亏，多见于佝偻病、先天梅毒患儿

2. 囟门

囟门是婴幼儿颅骨接合尚未完全闭合所形成的骨间隙，有前囟、后囟之分。前囟呈菱形，约在出生后12~18个月闭合；后囟呈三角形，约在出生后2~4个月闭合。

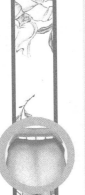

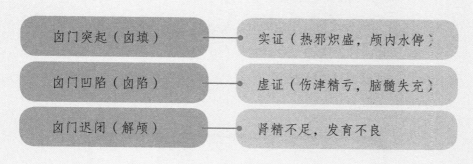

囟门突起（囟填）	实证（热邪炽盛，颅内水停）
囟门凹陷（囟陷）	虚证（伤津精亏，脑髓失充）
囟门迟闭（解颅）	肾精不足，发育不良

3. 动态

无论成人或小儿，头摇不能自主者，皆为肝风内动之兆，或年老亏虚，脑神失养。

4. 头发

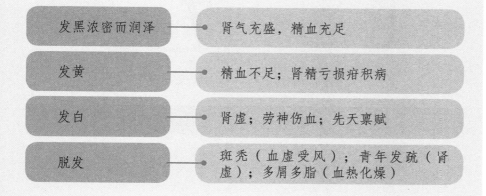

发黑浓密而润泽	肾气充盛，精血充足
发黄	精血不足；肾精亏损疳积病
发白	肾虚；劳神伤血；先天禀赋
脱发	斑秃（血虚受风）；青年发疏（肾虚）；多屑多脂（血热化燥）

望目

望目主要望目的神、色、形、态。

目为肝之窍，心之使，目为肾精之所藏，为血之宗，五脏六腑之精气皆上注于目，故目与五脏六腑皆有联系，而与心、肝、肾的关系更为密切，可反映脏腑精气的盛衰。《重订通俗伤寒论》说："凡病至危，必察两目，视其目色，以知病之存亡也，故观目为诊法之首要。"

古人将目的不同部位分属于五脏，如《灵枢·大惑论》曰："精之窠为眼，骨之精为瞳子，筋之精为黑睛，血之精为络，其窠气之精为白睛，肌肉之精为约束。"后世医家据此而归纳为"五轮学说"，即瞳仁属肾，称为水轮；黑睛属肝，称为风轮；两眦血络属心，称为血轮；白睛属肺，称为气轮；眼睑属脾，称为肉轮。并且认为观察五轮的形色变化，可以诊察相应脏腑的病变。五轮学说对临床眼科和内科病证的诊断具有一定的意义。

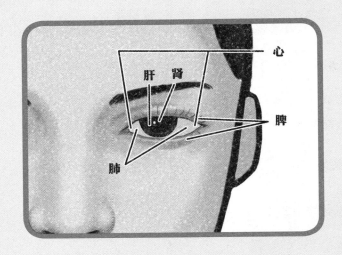

眼部分候脏腑——"五轮学说"

部位	解剖位置	五轮	脏腑
两眦	眦部白睛，两眦皮肤，泪器	血轮	心
黑睛	角膜，虹膜	风轮	肝
白睛	球结膜，前部巩膜	气轮	肺
瞳仁	瞳孔，后方晶体，玻璃体，脉络膜	水轮	肾
眼睑	上下睑皮肤、肌肉、睑板、睑结膜	肉轮	脾

目神：人之两目有无神气，是望神的重点。凡视物清楚，精彩内含，神光充沛者，是目有神；若白睛混浊，黑睛晦滞，目无光彩，浮光暴露者，是目无神。

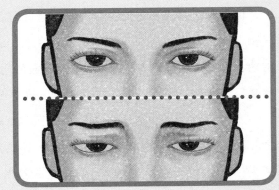

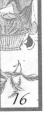

目色：如两眦赤痛，为心火；白睛发红为肺火；白睛现红络，为阴虚火旺；眼胞皮红肿湿烂为脾火；全目赤肿之眵，迎风流泪，为肝经风热；目眵淡白是血亏；白睛变黄，是黄疸之征；目眶周围见黑色，为肾虚水泛之水饮病，或寒湿下注之带下病。

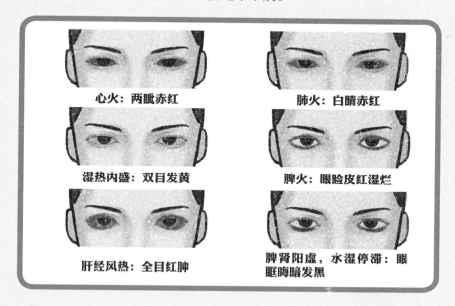

心火：两眦赤红　　　　　　　肺火：白睛赤红

湿热内盛：双目发黄　　　　　脾火：眼睑皮红湿烂

肝经风热：全目红肿　　　　　脾肾阳虚，水湿停滞：眼眶晦暗发黑

目形：目胞浮肿，状如卧蚕，是水肿初起，老年人下脸浮肿，多为肾气虚衰。目窝凹陷，是阴液耗损之征，或因精气衰竭所致。眼球突起而喘，为肺胀；眼突而颈肿则为瘿病。

目态：目睛上视，不能转动，称戴眼反折，多见于惊风、痉厥或精脱神衰之重证。横目斜视是肝风内动的表现。胞睑下垂，又称睑废。双睑下垂，多为先天性睑废，属先天不足，脾肾双亏；单睑下垂或双睑下垂不一，多为后天性睑废，因脾气虚或外伤后气血不和，脉络失于宣通所致。瞳孔扩大，多属肾精耗竭，为濒死危象。

望鼻

望鼻主要是审察鼻之颜色、外形及其分泌物等变化。

鼻之色泽：鼻色明润，是胃气未伤或病后胃气来复的表现。鼻头色赤，是肺热之征；色白是气虚血少之征；色黄是里有湿热；色青多为腹中痛；色微黑是有水液内停。鼻头枯槁，是脾胃虚衰，胃气不能上荣之候。鼻孔干燥，为阴虚内热，或燥邪犯肺；若鼻燥衄血，多因阳亢于上所致。

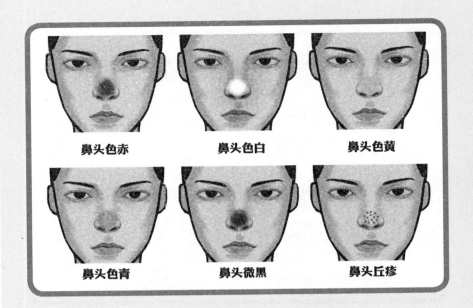

| 鼻头色赤 | 鼻头色白 | 鼻头色黄 |
| 鼻头色青 | 鼻头微黑 | 鼻头丘疹 |

　　鼻之形态：鼻头或鼻周色红，生有丘疹者，多为酒齄鼻，多因胃火熏肺，血壅肺络所致。鼻孔内赘生小肉，撑塞鼻孔，气息难通，称为鼻痔，多由湿热邪毒壅结鼻窍而成。鼻翼煽动频繁，呼吸喘促者，称为鼻煽。如久病鼻煽，是肺肾精气虚衰之危象；新病鼻煽，多为肺热。

　　鼻之分泌物：鼻流清涕，多为外感风寒；鼻流浊涕，多为外感风热；鼻流浊涕而腥臭，为鼻渊，多因外感风热或肝胆蕴热所致。

望耳

　　望耳应注意耳的色泽、形态及耳内情况。

　　耳廓上的一些特定部位与全身各部有一定的联系，其分布大致像一个在子宫内倒置的胎儿，头颅在下，臂足在上。当身体的某部有了病变时，耳廓的某些相应部位，就可能出现充血、变色、丘疹、水泡、脱屑、糜烂或明显的压痛等病理改变，可供诊断时参考。

耳之色泽：正常耳部色泽微黄而红润。全耳色白，多属寒证；色青而黑，多主痛证；耳轮焦黑干枯，是肾精亏虚，精不上荣所致；耳背有红络，耳根发凉，多是麻疹先兆。耳部色泽总以红润为佳，如见黄、白、青、黑色，都属病象。

耳之形态：正常人耳部肉厚而润泽，是先天肾气充足之象。若耳廓厚大，属形盛；耳廓薄小，属形亏。耳肿大，多为邪气实；耳瘦削，多为正气虚。耳薄而红或黑，属肾精亏损。耳轮焦干，多见于下消证。耳轮甲错，多见于久病血瘀。耳轮萎缩，为肾气竭绝之危候。

耳内病变：耳内流脓，称为脓耳，多由肝胆湿热，蕴结日久所致。耳内长出小肉，其形如羊奶头者，称为耳痔，或如枣核，胬出耳外，触之疼痛者，称为耳挺。皆因肝经郁火，或肾经相火，胃火郁结而成。

望唇

望唇要注意观察唇口的色泽和动态变化。

察唇：唇部色诊的临床意义与望面色基本相同，但因唇黏膜薄而透明，故其色泽较面色更为明显。唇以红而鲜润为正常。若唇色深红，多属实、属热；唇色淡红，多虚、多寒；唇色深红而干焦者，多为热极伤津；唇色嫩红，多为阴虚火旺；唇色淡白，多属气血两虚；唇色青紫者，常为阳气虚衰，血行郁滞的表现。嘴唇干枯皱裂，多为津液已伤，唇失滋润。唇口糜烂，多由脾胃积热，热邪灼伤唇部所致。唇内溃烂，其色淡红，多为虚火上炎。唇边生疮，红肿疼痛，为心脾积热。

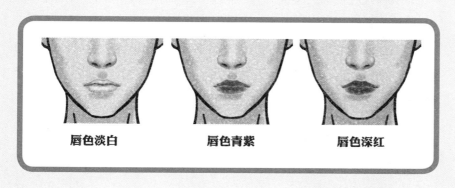

唇色淡白　　　　　唇色青紫　　　　　唇色深红

　　望口：望口须注意口之形态。口噤，即口闭而难开。如口闭不语，兼四肢抽搐，多为痉病或惊风；如兼半身不遂者，多为中风入脏之重证。口撮，即上下口唇紧聚，常见于小儿脐风或成人破伤风。口僻，即口角或左或右向一侧歪斜，多为中风。口张，即口开而不闭。如口张气出，但出不入者，则为肺气将绝之候。

望齿龈

　　望齿龈应注意其色泽、形态和润燥的变化。

　　望齿：牙齿洁白润泽而坚固，是津液未伤的表现。若牙齿干燥，为胃津已伤；齿燥如石，为阳明热甚，津液大伤；齿燥如枯骨，多为肾精枯竭，不能上荣于齿所致；牙齿松动稀疏，齿根外露，多属肾虚或虚火上炎；病中咬牙龄齿，多为热盛动风之征；睡中龄齿，多为胃热或虫积所致；牙齿有洞腐臭，多为龋齿，欲称"虫牙"。

　　察龈：龈红而润泽是为正常。如龈色淡白，多为血虚不荣；牙龈红肿或兼出血，多属胃火上炎；龈微红微肿而不痛，或兼齿缝出血者，多属肾阴不足，虚火上炎；龈色淡白而不肿痛，齿缝出血者，为脾虚不能摄血；牙龈腐烂，流腐臭血水者，称为牙疳。

望咽喉

　　望咽喉主要观察咽喉的红肿疼痛、溃烂和伪膜情况。

　　如咽喉红肿而痛，多属肺胃积热；红肿而溃烂，有黄白腐点，多为热毒壅盛；若鲜红娇嫩，肿痛不甚者，多属阴虚火旺。

　　如咽部两侧红肿突起如乳突，称乳蛾，多为肺胃热盛，外感风邪凝结而成。如咽间有灰白色假膜，擦之不去，重擦出血，随即复生者，称为白喉，因其有传染性，故又称"疫喉"。

望皮肤

　　望皮肤要注意皮肤的色泽及形态改变。

1. 色泽

皮肤色泽亦可见五色，五色诊亦适用于皮肤望诊。临床常见而又有特殊意义者，为发赤、发黄。

（1）皮肤发赤

皮肤忽然变红，如染脂涂丹，名曰"丹毒"，可发于全身任何部位。初起鲜红如云片，发于全身，游走不定者，称"赤游丹"；发于头面者，称"抱头火丹"；发于胫踝者，称"流火"。因部位、色泽、原因不同而有多种名称，但诸丹总属心火偏旺，又遇风热恶毒所致。

（2）皮肤发黄

皮肤、面目、爪甲皆黄者，为黄疸，有阳黄、阴黄之分。阳黄者，黄色鲜明如橘皮色，多因脾胃或肝胆湿热所致；阴黄者，黄色晦暗如烟熏，多因寒湿阻遏所致。

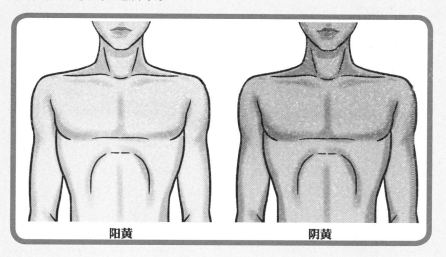

阳黄　　　　　　　　阴黄

2. 形态

（1）肌肤水肿

皮肤虚浮肿胀，按有压痕，多属水湿泛滥。

（2）肌肤干燥

皮肤干瘪枯燥，多为津液耗伤或精血亏损。

（3）肌肤甲错

皮肤干燥粗糙，状如鳞甲，多因瘀血阻滞，肌失所养而致。

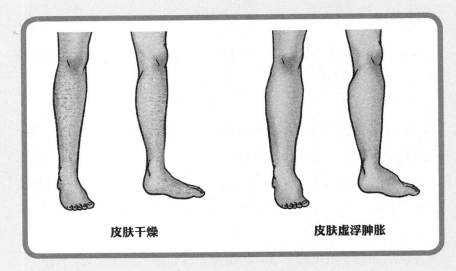

皮肤干燥　　　　　　　　皮肤虚浮肿胀

（4）痘疮

皮肤起疱，形似豆粒。常伴有外感证候，包括天花、水痘等病。

（5）斑疹

斑和疹均为全身性疾病表现于皮肤的症状。斑色红，点大成片，平摊于皮肤下，摸不应手，由于病机不同而有阳斑与阴斑之别。疹形如粟粒，色红而高起，摸之碍手，由于病因不同可分为麻疹、风疹、隐疹等。

（6）白㾦与水泡

白㾦与水泡都高出皮肤，疱内为水液。白㾦是细小的丘疱疹，而水泡则泛指大小不一的一类疱疹。

（7）痈、疽、疔、疖

均为发于皮肤体表部位的化脓性疾病。凡发病局部范围较大，红肿热痛，根盘紧束者为痈。若漫肿无头，根脚平塌，肤色不变，不热少痛者为疽。若范围较小，初起如粟，根脚坚硬较深，麻木或发痒，继则顶白而痛者为疔。起于浅表，形小而圆，红肿热痛不甚，容易化脓，脓溃即愈者为疖。

三、望舌

舌诊以望舌为主，还包括舌觉（味觉）诊法之问诊与扣擦揩刮之切诊。望舌是通过观察舌象进行诊断的诊察方法。舌诊的内容主要包括舌质和舌苔两方面。。所以望舌主要是望舌质和望舌苔。

舌与脏腑经络的联系

　　舌与内脏主要是通过经脉的循行来联系的。据《内经》记载，心、肝、脾、肾等脏及膀胱、三焦、胃等腑均通过经脉、经别或经筋与舌直接联系。而肺、小肠、大肠、胆等，虽与舌无直接联系，但因手足太阴、太阳、少阳、阳明相配，故肺、小肠、胆、大肠之经气，亦可间接通于舌。所以说，舌不仅是心之苗窍，脾之外候，而且是五脏六腑之外候。在生理上，脏腑的精气可通过经脉上达于舌，营养舌体，维持舌的正常功能活动。在病理上，脏腑的病变影响精气的变化，从而反映于舌。

　　从生物全息律的观点来看，任何局部都近似于整体的缩影，舌也不例外，故前人有舌体应内脏部位之说。其基本规律是：上以候上，中以候右，下以候下，具体划分法有下列三种。

1. 以脏腑分属诊舌部位

　　心肺居上，故以舌尖主心肺；脾胃居中，故以舌中部主脾胃；肾位于下，故以舌根部来主肾；肝胆居躯体之侧，故以舌边主肝胆，左边属肝，右边属胆。此一般用于内伤杂病的诊断。

2. 以三焦分属诊舌部位

　　以三焦位置来分属诊舌部位，即舌尖主上焦，舌中部主中焦，舌根部主下焦。此法多用于温热病的诊断。

3. 以胃脘分属诊舌部位

　　舌尖部主上脘，舌中部主中脘，舌根部主下脘。此法常用于胃肠病变的诊断。

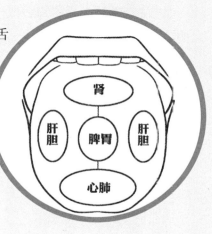

临床诊断时，可结合舌质、舌苔的诊察加以验证，但应四诊合参，综合判断，不可过于机械拘泥。

舌诊的内容和正常舌象

望舌内容可分为望舌质和舌苔两部分。舌质，又称舌体，是舌的肌肉和脉络组织。望舌质又分为舌的望神、色、形、态四个方面。舌苔是舌体上附着的一层苔状物，望舌苔可分望苔色、苔质两个方面。

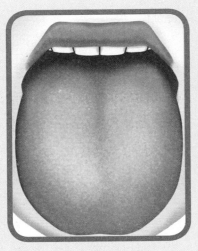

正常舌象，简称"淡红舌、薄白苔"。具体来说：舌体柔软，运动灵活自如，颜色淡红而红活鲜明；胖瘦老嫩大小适中，无异常形态；舌苔薄白润泽，颗粒均匀，苔质干湿适中，揩之不去，其下有根，不黏不腻等。总之，将舌质、舌苔各基本因素的正常表现综合起来，便是正常舌象。

望舌质

1. 舌神

舌神主要表现在舌质的荣枯和灵动方面。察舌神之法，关键在于辨荣枯。

荣者，荣润而有光彩，表现为舌运动灵活，舌色红润，鲜明光泽，富有生气，是谓有神，虽病亦属善候。枯者，枯晦而无光彩，表现为舌运动不灵活，舌质干枯，晦暗无光，是谓无神，属凶险恶候。因此，舌神之有无，反映了脏腑、气血、津液之盛衰，关系到疾病预后的吉凶。

2. 舌色

舌色，即舌质的颜色。一般可分为淡白、淡红、红、绛、紫、青舌。除淡红色为正常舌色外，其余都是主病之色。

（1）淡红舌

舌色白里透红，不深不浅，淡红适中，此乃气血上荣之表现，说明心气充足，阳气布化，故为正常舌色。

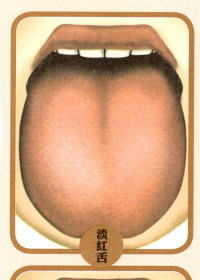

淡红舌

（2）淡白舌

舌色较淡红舌浅淡，甚至全无血色，称为枯白舌。由于阳虚生化阴血的功能减退，推动血液运行之力亦减弱，以致血液不能营运于舌，故舌色浅淡而白。此舌主虚寒或气血双亏。

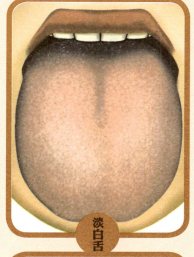

淡白舌

（3）红舌

舌色鲜红，较淡红舌为深，称为红舌。因血得热则循行加速，舌体脉络充盈，故舌色鲜红，主热证，可见于实热证或虚热证。

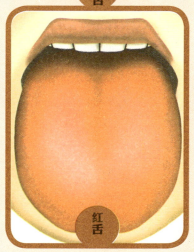

红舌

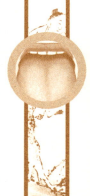

（4）绛舌

绛为深红色，较红舌颜色更深浓者，称为绛舌。其主病有外感与内伤之分。在外感病为热入营血，在内伤杂病为阴虚火旺。

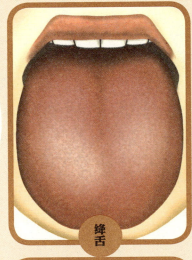

绛舌

（5）紫舌

紫舌总由血液运行不畅，瘀滞所致。故紫舌主病不外寒、热之分。热盛伤津，气血壅滞，多表现为绛紫而干枯少津；寒凝血瘀或阳虚生寒，则表现为舌淡紫或青紫湿润。

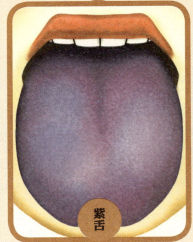

紫舌

（6）青舌

舌色如皮肤暴露之"青筋"，全无红色，称为青舌，古书形容如水牛之舌。由于阴寒邪盛，阳气郁而不宣，血液凝而瘀滞，故舌色发青。主寒凝阳郁，或阳虚寒凝，或内有瘀血。

3. 舌形

舌形，是指舌体的形状，包括老嫩、胖瘦、裂纹、芒刺、齿痕等异常变化。

（1）苍老舌

　　舌质纹理粗糙，形色坚敛，谓苍老舌。不论舌色、苔色如何，舌质苍老者都属实证。

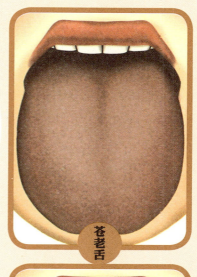

苍老舌

（2）娇嫩舌

　　舌质纹理细腻，其色娇嫩，其形多浮胖，称为娇嫩舌，多主虚证。

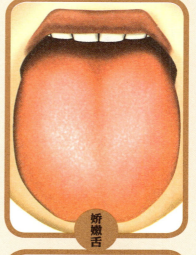

娇嫩舌

（3）胖舌：胖舌有胖大和肿胀之分。舌体较正常舌大而厚，甚至伸舌满口，称胖大舌；舌体肿大，胀塞满口，不能缩回闭口，称肿胀舌。胖大舌多因水饮痰湿阻滞所致；肿胀舌多因热毒、酒毒致气血上壅，多主热证或中毒病证。

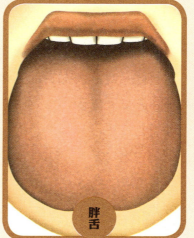

胖舌

中医启蒙丛书

第二章 "察颜观色"——望诊

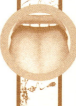

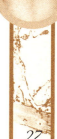

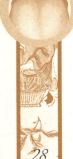

（4）瘦薄舌

舌体瘦小枯薄者，称为瘦薄舌。总由气血阴液不足，不能充盈舌体所致。主气血两虚或阴虚火旺。

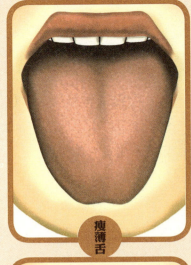

瘦薄舌

（5）芒刺舌

舌面上有软刺（即舌乳头），是正常状态，若舌面软刺增大，高起如刺，摸之刺手，称为芒刺舌。多因邪热亢盛所致。根据芒刺出现的部位，可分辨热在内脏，如舌尖有芒刺，多为心火亢盛；舌边有芒刺，多属肝胆火盛；舌中有芒刺，主胃肠热盛。

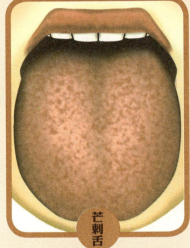

芒刺舌

（6）裂纹舌：舌面上有裂沟，而裂沟中无舌苔覆盖者，称裂纹舌。多因精血亏损，津液耗伤，舌体失养所致。故多主精血亏损。此外，健康人中大约有0.5%的人在舌面上有裂纹、裂沟，称先天性舌裂，其裂纹中多有舌苔覆盖，身体无不适感觉，与病理性裂纹舌不同。

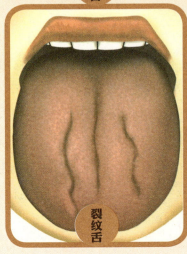

裂纹舌

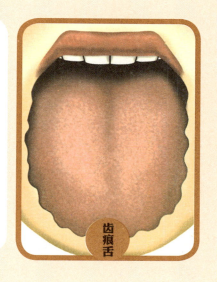

齿痕舌

（7）齿痕舌：舌体边缘有牙齿压迫的痕迹，故称齿痕舌。多由脾虚不能运化水湿，以致湿阻于舌而舌体胖大，受齿列挤压而形成齿痕。齿痕常与胖嫩舌同见，主脾虚或湿盛。

4. 舌态

舌态，指舌体的动态。正常舌态多表现为舌体活动灵敏，伸缩自如。常见病理舌态有强硬、痿软、短缩、麻痹、颤动、歪斜、吐弄等。

（1）强硬舌

舌体板硬强直，屈伸不利，甚者语言謇涩，称为强硬舌。多因热扰心神、舌无所主，或高热伤阴，筋脉失养，或痰阻舌络所致。多见于热入心包，高热伤津，痰浊内阻，中风或中风先兆等证。

（2）痿软舌

舌体软弱，无力屈伸，痿废不用，称为痿软舌。多因气血虚极，阴液失养筋脉所致。可见于气血俱虚，热灼津伤，阴亏已极等证。

（3）短缩舌

舌体紧缩而不能伸长，称为短缩舌。可因寒凝筋脉，舌收引挛缩；或内阻痰湿，引动肝风，风邪挟痰，阻滞舌根；或热盛伤津，筋脉拘挛；或气血俱虚，舌体失于濡养温煦所致。无论因虚因实，皆属危重证候。

（4）麻痹舌

舌有麻木感而运动不灵活者，称为舌麻痹。多因营血不能上达于舌而致。若无故舌麻，时作时止，多为心血虚；若舌麻而时发颤动，或有中风症状，多为肝风内动之候。

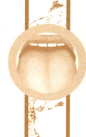

（5）颤动舌

舌体震颤抖动，不能自主，称为颤动舌。多因气血两虚，筋脉失养或热极伤津而生风所致。可见于血虚生风及热极生风等证。

（6）歪斜舌

伸舌偏斜一侧，舌体不正，称为歪斜舌。多因风邪中络，或风痰阻络所致，也有风中脏腑者，但总因一侧经络、经筋受阻，病侧舌肌弛缓，故向健侧偏斜。多见于中风证或中风先兆。

（7）吐弄舌

舌常伸出口外者，称为吐舌；舌舐口唇四周，或舌微出口外，立即收回者，称为弄舌。二者合称为吐弄舌，皆因心、脾二经有热，灼伤津液，以致筋脉紧缩，频频动摇。吐弄舌亦可见于小儿智力发育不全。

望舌苔

正常的舌苔是由胃气上蒸所生，故胃气的盛衰可从舌苔的变化上反映出来。病理舌苔的形成，多由胃气夹饮食积滞之浊气上升而生；或由邪气上升而形成。望舌苔应注意苔质和苔色两方面的变化。

苔质，指舌苔的质地、形态。常见的苔质变化有薄厚、润燥、腐腻、剥落、真假等方面。

（1）薄、厚苔

舌苔的薄、厚以"见底"和"不见底"为标准。

凡透过舌苔隐约可见舌质者，为薄苔。由胃气所生，属正常舌苔，有病见之，多为疾病初起或病邪在表，病情较轻。

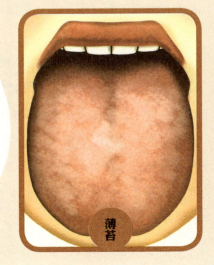

薄苔

不能透过舌苔见到舌质者，为厚苔。多为病邪入里，或胃肠积滞，病情较重。

舌苔由薄而增厚，多为正不胜邪，病邪由表传里，病情由轻转重，为病势发展的表现；舌苔由厚变薄，多为正气来复，内郁之邪得以消散外达，病情由重转轻，病势退却的表现。

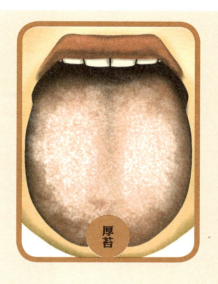

厚苔

（2）润、燥苔

舌面润泽，干湿适中者，称润苔。表示津液未伤。

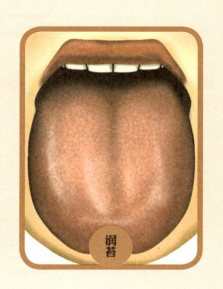

润苔

若水液过多，扪之湿而滑利，甚至伸舌涎流欲滴，为滑苔，是有湿、有寒的表现。多见于阳虚而痰饮水湿内停之证。

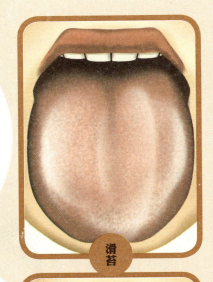

滑苔

若望之干枯，扪之无津，为燥苔，由津液不能上承所致。多见于热盛伤津，阴液不足，阳虚水不化津，燥气伤肺等证。

舌苔由润变燥，多为燥邪伤津，或热甚耗津，表示病情加重；舌苔由燥变润，多为燥热渐退，津液渐复，说明病情好转。

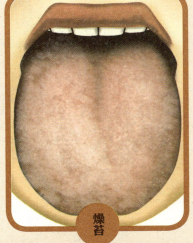

燥苔

（3）腐、腻苔

苔厚而颗粒粗大疏松，形如豆腐渣堆积舌面，揩之可去，称为腐苔。因体内阳热有余，蒸腾胃中腐浊之气上泛而成，常见于痰浊食积，且有胃肠郁热之证。

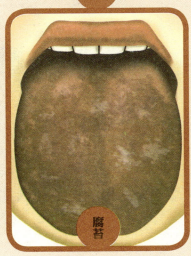

腐苔

苔质颗粒细腻致密，揩之不去，刮之不脱，上面罩一层不同腻状黏液，称为腻苔。多因脾失健运，湿浊内盛，阳气被阴邪所抑制而造成，多见于痰饮、湿浊内停等证。

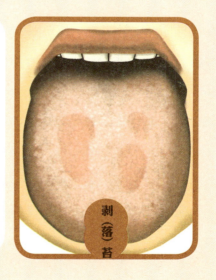

腻苔

（4）剥（落）苔

舌面本有苔，忽然全部或部分剥脱，剥处见底，称剥（落）苔。若全部剥脱，不生新苔，光洁如镜，称镜面舌或光滑舌。由于胃阴枯竭，胃气大伤，毫无生发之气所致，属胃气将绝之危候。若舌苔剥脱不全，剥处光滑，余处斑驳残存舌苔，称花剥苔，多由胃之气阴两伤所致。

剥（落）苔

舌苔从有到无，是胃气阴不足，正气渐衰的表现；但若舌苔剥落之后，复生薄白之苔，乃邪去正胜，胃气渐复之佳兆。值得注意的是，无论舌苔的增长或消退，都以逐渐转变为佳，倘使舌苔骤长骤退，多为病情暴变征象。

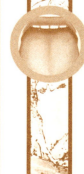

（5）真、假苔

无论苔之厚薄，若紧贴舌面，刮之难去，似从舌体上生出者，为真苔，又称有根苔。

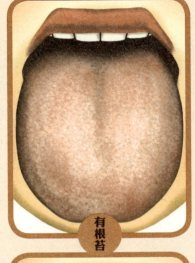

有根苔

若苔不着实，似浮涂舌上，刮之即去，非如舌体上生出者，称为假苔，又称无根苔。有根苔表示病邪虽盛，但胃气未衰；无根苔表示胃气已衰。

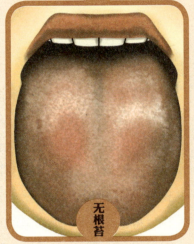

无根苔

总之，观察舌苔的薄厚可知病的深浅；舌苔的润燥，可知津液的盈亏；舌苔的腐腻，可知湿浊等情况；舌苔的剥落和有根、无根，可知气阴的盛衰及病情的发展趋势等。

2. 苔色

苔色，即舌苔之颜色。一般分为白苔、黄苔、灰苔和黑苔四类，临床既可单独出现，也可相兼出现。由于苔色与病邪性质有关，所以观察苔色可以了解疾病的性质。

（1）白苔

一般常见于表证、寒证。由于外感邪气尚未传里，舌苔往往无明显变化，仍为正常之薄白苔。若舌淡苔白而湿润，常是里寒证或寒湿证。但在特殊情况下，白苔也主热证。如舌上满布白苔，如白粉堆积，扪之不燥，为积粉苔，是由外感秽浊不正之气，毒热内盛所致，常见于温疫或内痈；若苔白燥裂如砂石，扪之粗糙，称糙裂苔，皆因湿邪迅速化热，内热暴起，津液暴伤，苔尚未转黄而里热已炽，常见于温病或误服温补之药者。

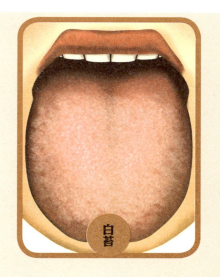

白苔

（2）黄苔

一般主里证、热证。由于热邪熏灼，故呈黄苔，其中淡黄热轻，深黄热重，焦黄热结。若舌苔由白转黄，为外感表证入里化热的征象；若苔薄淡黄，为外感风热表证或风寒化热。若舌淡胖嫩，苔黄滑润，多为阳虚水湿不化所致。

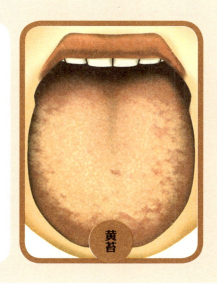

黄苔

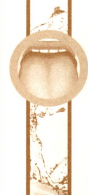

（3）灰苔

灰苔即浅黑色，常由白苔晦暗转化而来，也可与黄苔同时并见。灰苔主里证，常见于里热证，也见于寒湿证。苔灰而干，多属热炽伤津，可见外感热病；或阴虚火旺，常见于内伤杂病。苔灰而润，见于痰饮内停，或为寒湿内阻。

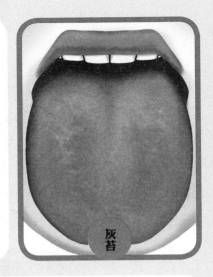

灰苔

（4）黑苔

黑苔多由焦黄苔或灰苔发展而来，一般来讲，所主病证无论寒热，多属危重。苔色越黑，病情越重。如苔黑而燥裂，甚则生芒刺，为热极津枯。苔黑而燥，见于舌中者，是肠燥屎结，或胃将败坏之兆；见于舌根部者，是下焦热甚；见于舌尖者，是心火自焚。苔黑而滑润，舌质淡白，为阴寒内盛，水湿不化。苔黑而黏腻，为痰湿内阻。

舌质与舌苔的综合诊察

疾病的发展过程，是一个复杂的整体性变化过程，因此在分别掌握舌质、舌苔的基本变化及其主病时，还应同时分析舌质和舌苔的相互关系。

一般认为察舌质重在辨正气的虚实，也包括邪气的性质；察舌苔重在辨邪气的浅深与性质，也包括胃气之存亡。从二者的联系而言，必须合参才认识全面，无论二者单独变化还是同时变化，都应综合诊察。

在一般情况下，舌质与舌苔变化是一致的，其主病往往是各自主病的综合。如里实热证，多见舌红，苔黄而干；里虚寒证多见舌淡，苔白而润。这是学习舌诊的执简驭繁的要领，但是也有二者变化不一致的时候，故更需四诊合参，综合评判。如苔白虽主寒、主湿，但若红绛舌兼白干苔，则属燥热伤津，由于燥邪化火迅速，苔色尚未转黄，便已入营；白厚积粉苔，亦主邪热炽盛，并不主寒；灰黑苔可属热证，亦可属寒证，须结合舌质润燥来辨。有时二者主病是矛盾的，但亦需综合诊断。如红绛舌白滑腻苔，在外感属营分有热，气分有湿，在内伤为阴虚火旺，又有痰浊食积。由此可见，学习时可分别掌握，运用时必综合诊察。

常见舌象及其临床意义简表

舌象		简称	临床意义
舌质	舌苔		
淡红	薄白	淡红舌，薄白苔	健康人；风寒表证；病势轻浅
	白苔	舌尖红，白苔	风热表证；心火亢盛
	白似积粉	淡红舌，积粉苔	瘟疫初起；或有内痈
	白腐	淡红舌，白腐苔	痰食内停；胃浊蕴热
	黄白相兼	淡红舌，黄白苔	外感表证将要传里化热
	白腻而厚	淡红舌，白厚腻苔	湿浊痰饮内停；食积胃肠；寒湿痹证
	薄黄	淡红舌，薄黄苔	里热轻证
	黄干少津	淡红舌，黄干苔	里热伤津化燥
	黄腻	淡红舌，黄腻苔	里有湿热，痰热内蕴，食积化热
	灰黑湿润	淡红舌，灰黑润苔	寒证；阳虚
鲜红	白而干燥	红舌，白干苔	邪热入里伤津
	白而浮垢	红舌，白垢苔	正气亏虚；湿热未净
	白黏	红舌，白黏苔	里热夹痰湿；阴虚兼痰湿
	薄黄少津	红舌，薄黄干苔	里热证，津液已伤
	厚黄少津	红舌，厚黄干苔	气分热盛，阴液耗损
	黄腻	红舌，黄腻苔	湿热内蕴；痰热互结
	黑而干燥	红瘦舌，黑干苔	津枯血燥
绛红	焦黄干燥	绛舌，焦黄苔	邪热深重；胃肠热结
	黑而干燥	绛舌，黑干苔	热极伤阴
	无苔	绛舌，无苔	热入血分；阴虚火旺
青紫	黄燥	紫舌，黄燥苔	热极津枯
	焦黑而干	紫舌，苔黑干焦	热毒深重，津液大伤
	白润	紫舌，白润苔	阳衰寒盛；气血凝滞

舌象		简称	临床意义
舌质	舌苔		
淡白	无苔	淡白舌，无苔	久病阳衰；气血俱虚
	透明	淡白舌，无苔	脾胃虚寒
	边薄白中无	淡白舌，中剥苔	气血两虚；胃阴不足
	白	淡白舌，白苔	阳气不足；气血虚弱
	白腻	淡白舌，白腻苔	脾胃虚弱，痰湿停聚
	灰黑润滑	淡白舌，黑润苔	阳虚内寒；痰湿内停

望舌方法与注意事项

望舌要获得准确的结果，必须讲究方式、方法，注意一些问题，具体如下。

1. 伸舌姿势

望舌时要求病人把舌伸出口外，充分暴露舌体，口要尽量张开，伸舌要自然放松，毫不用力，舌面应平展舒张，舌尖自然垂向下唇。

2. 顺序

望舌应循一定顺序进行，一般先看舌苔，后看舌质，按舌尖、舌边、舌中、舌根的顺序进行。

3. 光线

望舌应以充足而柔和的自然光线为好，面向光亮处，使光线直射口内，要避开有色门窗和周围反光较强的有色物体，以免使舌苔颜色产生假象。

4. 饮食

饮食对舌象影响较大，常使舌苔形、色发生变化。如由于咀嚼食物反复磨擦，可使厚苔转薄；刚刚饮水，则使舌面湿润；过冷、过热的饮食以及辛辣等刺激性食物，常使舌色改变等。此外，某些食物或药物会使舌苔染色，出现假象，称为染苔。这些都是因外界因素干扰导致一时性的虚假舌质或舌苔，与病人就诊时的病变并无直接联系，不能真实地反应病变的本质。因此，当临床遇到舌的苔质与病情不符，或舌苔突然发生变化时，应注意询问病人近期，尤其是就诊前的饮食、服药等情况。

四、望排出物

望排出物是观察病人的分泌物和排泄物，如痰涎、呕吐物、大便、小便、涕唾、汗、泪、带下等。这里重点介绍痰涎、呕吐和大便、小便的望诊，审察其色、质、形、量等变化，以了解有关脏腑的病变及邪气的性质。

一般排出物色泽清白，质地稀薄，多为寒证、虚证；色泽黄赤，质地黏稠，形态秽浊不洁，多属热证、实证；如色泽发黑，挟有块物者，多为瘀证。

望痰涎

痰涎是机体水液代谢障碍的病理产物，其形成主要与脾肺两脏功能失常关系密切，故古人说："脾为生痰之源，肺为贮痰之器。"但其与他脏也有关系。痰在临床上分为有形之痰与无形之痰两类，这里所指的是咳唾而出的有形之痰涎。

痰黄黏稠，坚而成块者，属热痰，多因热邪煎熬津液所致；痰白而清稀，或有灰黑点者，属寒痰，多因寒伤阳气，气不化津，湿聚为痰；痰白滑而量多，易咯出者，属湿痰，多因脾虚不运，水湿不化，聚而成痰；滑利易出，痰少而黏，难于咳出者，属燥痰，多因燥邪伤肺；痰中带血，或咳吐鲜血者，为热伤肺络。口常流稀涎者，多为脾胃阳虚；口常流黏涎者，多属脾蕴湿热。

望呕吐物

胃中之物上逆自口而出称为呕吐物。胃气以降为顺，若胃气上逆，使胃内容物随之反上出口，则成呕吐。由于致呕的原因不同，故呕吐物的性状及伴随症状亦不同。

若呕吐物清稀无臭，多是寒呕，多由脾胃虚寒或寒邪犯胃所致；呕吐物酸臭秽浊，多为热呕，因邪热犯胃，胃有实热所致。呕吐痰涎清水，量多，多是痰饮内阻于胃；呕吐未消化的食物，腐酸味臭，多属食积。若呕吐频发频止，呕吐不化食物而少有酸腐，为肝气犯胃所致；呕吐黄绿苦水，多因肝胆郁热或肝胆湿热所致；呕吐鲜血或紫暗有块，夹杂食物残渣，多因胃有积热或肝火犯胃，或素有瘀血所致。

望大便

望大便，主要是察大便的颜色及便质、便量。

大便色黄，呈条状，干湿适中，便后舒适者，是正常大便。大便清稀，完谷不化，或如鸭溏者，多属寒泻；如大便色黄稀清，如糜有恶臭者，属热泻；大便色白，多属脾虚或黄疸。大便燥结者，多属实热证；大便干结如羊屎，排出困难，或多日不便而不甚痛苦者，为阴血亏虚；大便如黏胨，夹有脓血且兼腹痛，里急后重者，多为痢疾；便黑如柏油，多为胃络出血；小儿便绿，多为消化不良的征象。大便下血，有两种情况，如先血后便，血色鲜红者，为近血，多见于痔疮出血；若先便后血，血色褐暗者，为远血，多见于胃肠病。

望小便

观察小便要注意其颜色、尿质和尿量的变化。

正常小便颜色淡黄，清净不浊，尿后有舒适感。如小便清长量多，伴有形寒肢冷，多属寒证；小便短赤量少，尿量灼热疼痛，多属热证。尿浑如膏脂，或有滑腻之物，多为膏淋；尿有砂石，排尿困难而痛，为石淋；尿中带血，为尿血，多属下焦热盛，热伤血络；尿血伴有排尿困难，灼热刺痛者，为血淋。尿混浊如米泔水，形体日瘦，多为脾肾虚损。

五、望小儿指纹

小儿指纹，是浮露于小儿两手食指掌侧前缘的脉络。观察小儿指纹形色变化来诊察疾病的方法，称为指纹诊法，仅适用于 3 岁以下的幼儿。指纹是手太阴肺经的一个分支，故与诊寸口脉意义相似。

小儿指纹分风、气、命三关，即食指近掌部的第一节为风关，第二节为气关，第三节为命关。

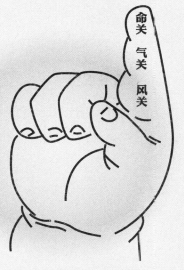

命关
气关
风关

婴儿指纹三关

望小儿指纹的方法

将患儿抱到向光处，医者用左手的食指和拇指握住患儿食指末端，以右手大拇指在其食指掌侧，从命关向气关、风关直推几次，用力要适当，使指纹更为明显，便于观察。

望小儿指纹的临床意义

正常指纹，络脉色泽浅红兼紫，隐隐于风关之内，大多不浮露，甚至不明显，多是斜形、单枝、粗细适中。

1. 三关测轻重

根据指纹在手指三关中出现的部位，可以测定邪气的浅深，病情的轻重。指纹显于风关者，表示邪浅病轻；指纹达于气关者，为邪已深入，病情较重；指纹达于命关者，是邪入脏腑，病情严重；若指纹透过风、气、命三关，一直延伸到指端者，称"透关射甲"，揭示病情危重。

2. 红紫辨寒热

指纹色鲜红，多属外感风寒；指纹色紫红，多主热证；指纹色青，多主风证或痛证；指纹色青紫或紫黑色，多为血络闭郁；指纹色淡白，多属脾虚。

3. 浮沉分表里

如指纹浮而明显者，主病在表；沉隐不显者，主病在里。纹细而色浅淡者，多属虚证；纹粗而色浓滞者，多属实证。

总之，望小儿指纹的要点可概括为：浮沉分表里，红紫辨寒热，淡滞定虚实，三关测轻重。

第三章
听声音和嗅气味——闻诊

闻诊包括听声音和嗅气味两个方面，是通过听觉和嗅觉了解由病体发出的各种异常声音和气味，以诊察病情。

一、听声音

听声音，主要是听病人言语气息的高低、强弱、清浊、缓急等变化，以及咳嗽、呕吐、呃逆、肠鸣等声响的异常，以分辨病情的寒热虚实。

正常声音

健康的声音，虽有个体差异，但发声自然、音调和畅、刚柔相济，此为正常声音的共同特点。由于性别、年龄以及禀赋之不同，正常人的声音亦各不相同，一般男性多声低而浊，女性多声高而清，儿童则声音尖利清脆，老人则声音浑厚低沉。

声音与情志的变化也有关，如怒时发声忿厉而急，悲哀则发声悲惨而断续等。这些因一时感情触动而发的声音，也属于正常范围，与疾病无关。

病变声音

发声异常在患病时，若语声高亢宏亮，多言而躁动，多属实证、热证。若感受风、寒、湿诸邪，声音常兼重浊。若语声低微无力，少言而沉静，多属虚证、寒证或邪去正伤之证。

1. 音哑与失音

语声嘶哑者为音哑，语而无声者为失音。临床发病往往先见音哑，

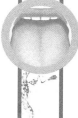

病情继续发展则见失音，故二者病因病机基本相同，当先辨虚实。新病多属实证，多因外感风寒或风热袭肺，或因痰浊壅肺，肺失清肃所致。久病多属虚证，多因精气内伤，肺肾阴虚，虚火灼津所致。

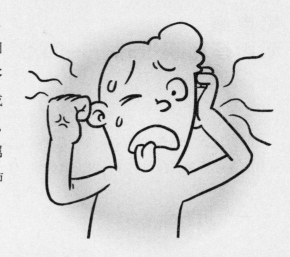

2. 鼻鼾

鼻鼾是指气道不利时发出的异常呼吸声。正常人在熟睡时亦可见鼾声。若鼾声不绝，昏睡不醒，多见于高热神昏或中风入脏之危证。

3. 呻吟、惊呼

呻吟是因痛苦而发出的声音。呻吟不止是身痛不适。由于出乎意料的刺激而突然发出喊叫声，称惊呼。骤发剧痛或惊恐常令人发出惊呼。小儿阵发惊呼，声尖惊恐，多为肝风内动，扰乱心神之惊风证。

语言异常

"言为心声"，故语言异常多属心的病变。一般来说，沉默寡言者，多属虚证、寒证；烦躁多言者，多属实证、热证。语声低微，时断时续者，多属虚证；语声高亢有力者，多属实证。

1. 狂言癫语

狂言癫语都是病人神志错乱、意识思维障碍所出现的语无伦次。

狂言表现为骂詈歌笑无常，胡言乱语，喧扰妄动，烦躁不安等，主要见于狂证，俗称"武痴""发疯"。病人情绪多处于极度兴奋状态，属阳证、热证。多因痰火扰心、肝胆郁火所致。

癫语表现为语无伦次，自言自语或默默不语，哭笑无常，精神恍惚，不欲见人等，主要见于癫证，俗称"文痴"。病人多为精神抑郁不振，属阴证。多因痰浊郁闭或心脾两虚所致。

2. 独语与错语

独语和错语是病人在神志清醒、意识思维迟钝时出现的语言异常，以老年人或久病之人多见。多为心之气血亏虚，心神失养，思维迟钝所致，多见于虚证病人。

独语表现为独自说话，喃喃不休，首尾不续，见人便止等。多因心之气血不足，心神失养，或痰浊内盛，上蒙心窍，神明被扰所致。

错语表现为语言颠倒错乱，或言后自知说错，不能自主等，又称为"语言颠倒""语言错乱"。多因肝郁气滞，痰浊内阻，心脾两虚所致。

3. 谵语与郑声

谵语与郑声均是病人在神志昏迷或朦胧时出现的语言异常，为病情垂危，失神状态的表现。

谵语表现为神志不清，胡言乱语，声高有力，往往伴有身热烦躁等，多属实证、热证。多因邪气太盛，扰动心神所致，尤以急性外感热病多见。

郑声表现为神志昏沉，语言重复，低微无力，时断时续等。多因脏气衰竭，神无所依所致，属虚证。

呼吸异常与咳嗽

呼吸异常与咳嗽是肺病常见的症状。肺主呼吸，肺功能正常则呼吸均匀，不出现咳嗽、咯痰等症状。当外邪侵袭或其他脏腑病变影响于肺，就会使肺气不利而出现呼吸异常和咳嗽。

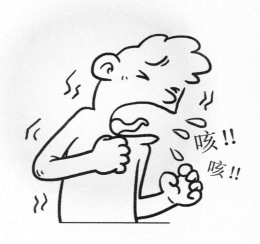

咳!!
咳!!

1. 呼吸异常

呼吸异常主要表现为喘、哮、上气、短气、气微、气粗等现象。

（1）喘

又称气喘，是指呼吸急促困难，甚至张口抬肩，鼻翼煽动，端坐呼吸，不能平卧。可见于多种急、慢性肺脏疾病。

喘在临床辨证时，要首先区分虚实。实喘的特点是发病急骤，呼吸困难，声高息涌气粗，唯以呼出为快，甚则仰首目突，脉数有力，多因外邪袭肺或痰浊阻肺所致。虚喘的特点是发病缓慢，呼吸短促，似不相接续，但得引一长息为快，活动后喘促更甚，气怯声低，形体虚弱，倦怠乏力，脉微弱，多因肺之气阴两虚，或肾不纳气所致。

（2）哮

以呼吸急促，喉中痰鸣如哨为特征。多反复发作，不易痊愈。往往在季节转换、气候变动突然时复发。

哮证要注意区别寒热。寒哮，又称"冷哮"，多在冬春季节，遇冷而作。因阳虚痰饮内停，或寒饮阻肺所致。热哮，则常在夏秋季节，气候燥热时发作。多因阴虚火旺，或热痰阻肺所致。

（3）上气

以呼吸气急，呼多吸少为特点，可兼有气息短促，面目浮肿，为肺气不利，气逆于喉间所致。有虚证和实证之分。实证，以痰饮阻肺或外邪袭肺多见；虚证以阴虚火旺多见。

（4）短气

以呼吸短促，不相接续为特点，表现为似虚喘而不抬肩，喉中无痰鸣音等，多因肺气不足所致。此外，若胸中饮停也可见短气，多为水饮阻滞胸中气机，肺气不利而致。

（5）少气

以呼吸微弱，语声低微无力为特点。病人多伴有倦怠懒言，面色不华，谈话时自觉气不足以言，常深吸一口气后再继续说话，多为全身阳气不足之象。

（6）气粗、气微

是指病人呼吸时鼻中气息粗糙或微弱。气息粗糙者多属实证，多为外感六淫之邪或痰浊内盛，气机不利所致；气息微弱者多属虚证，多为肺肾气虚所致。

2. 咳嗽

咳嗽是肺病中最常见的症状，是肺失肃降，肺气上逆的表现。咳是指有声无痰；嗽是指有痰无声，咳嗽为有声有痰。

咳嗽一症，首当鉴别外感、内伤。一般说来，外感咳嗽，起病较急，病程较短，必兼表证，多属实证；内伤咳嗽，起病缓慢，病程较长或反复发作，以虚证居多。咳嗽之辨证，要注意咳声的特点，如咳声紧闷多属寒湿，咳声清脆多属燥热等。如咳嗽昼甚夜轻者，常为热、为燥；夜甚昼轻者，多为肺肾阴亏。若无力作咳，咳声低微者，多属肺气虚。此外，对咳嗽的诊断，还须参考痰的色、量等不同表现和兼见症状以鉴别寒热虚实。

顿咳，又称百日咳，其特点是咳嗽阵作，咳声连续，多为痉挛性发作，咳剧气逆则涕泪俱出，甚至呕吐，阵咳后伴有鸡鸣样回声。顿咳以 5 岁以下的小儿多见，多发于冬春季节，其病程较长，不易速愈。多因风邪与伏痰搏结，郁而化热，阻遏气道所致。一般来说，初病多属实，久病多属虚，痰多为实，痰少为虚，咳剧有力为实，咳缓声怯为虚。实证顿咳，多因风寒犯肺或痰热阻肺所致；虚证顿咳，多因肺脾气虚所致。白喉表现为咳声如犬吠，干咳阵作，多为疫毒内传，里热炽盛而成。

呕吐、嗳气与呃逆

呕吐、嗳气与呃逆均属胃气上逆所致，因病邪影响的部位不同，而见呕吐、嗳气与呃逆等不同表现。

1. 呕吐

有声有物为呕吐；有物无声为吐，如吐酸水、吐苦水等；欲吐而无

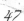

物有声，或仅呕出少量涎沫，称为干呕。临床统称为呕吐。

由于导致胃气上逆的原因不同，故呕吐的声响、形态亦有区别，从而可辨病证的寒热虚实。如吐势徐缓，声音微弱者，多属虚寒呕吐；而吐势较急，声音响亮者，多为实热呕吐。虚证呕吐多因脾胃阳虚，胃阴不足所致；实证呕吐多为邪气犯胃，浊气上逆所致，多见于食滞胃脘、外邪犯胃、痰饮内阻、肝气犯胃等证。

2. 嗳气

俗称"打饱嗝"，是指气从胃中上逆出咽喉时发出的声音。饱食之后偶有嗳气者，不属病态。嗳气亦当分虚实。虚证嗳气，其声多低弱无力，多因脾胃虚弱所致；实证嗳气，其声多高亢有力，嗳后腹满得减，多为食滞胃脘，肝气犯胃，寒邪客胃而致。

3. 呃逆

俗称"打呃"，是指胃气上逆，从咽部冲出发出的一种不由自主的冲击声，为胃气上逆，横膈拘挛所致。临床上根据呃声的高低强弱、间歇时间的长短，来判断病证的寒热虚实。一般呃声高亢，音响有力者，多属实、属热；呃声低沉，气弱无力者，多属虚、属寒。实证往往发病较急，多因寒邪直中脾胃，或肝火犯胃所致；虚证多因脾肾阳衰，或胃阴不足所致。正常人在刚进食后，或遇风寒，或进食过快均可见呃逆，但往往是暂时的，大多能自愈。

4. 叹息

又称太息，是指病人自觉胸中憋闷而发出长吁或短叹声。多因气机不畅所致，以肝郁、气虚多见。

二、嗅气味

嗅气味，主要是嗅病人病体、排出物、病室等的异常气味，以了解病情，判断疾病的寒热虚实。

病体气味

1. 口臭

是指病人张口时，口中发出臭秽之气。多见于口腔本身的病变或胃肠有热之人。口腔疾病致口臭者，可见于牙疳、龋齿或口腔不洁等。胃肠有热致口臭者，多见于胃火上炎，宿食内停，或脾胃湿热之证。

2. 汗气

因引起出汗的原因不同，汗液的气味也不同。外感六淫邪气，如风邪袭表，或卫阳不足，肌表不固，汗出多无气味。气分实热壅盛，或久病阴虚火旺者，常汗出量多且有酸腐之气。痹证若风湿之邪久羁肌表化热，可表现为汗出色黄而带有特殊的臭气。阴水病人若出汗伴有"汞臊气"，则是病情转危的险候。

3. 鼻臭

是指鼻腔呼气时有臭秽气味。其因有三：一是鼻流黄浊黏稠腥臭之涕、缠绵难愈、反复发作，为鼻渊。二是鼻部溃烂，如梅毒、疠风或癌肿可致鼻部溃烂，而产生臭秽之气。三是内脏病变，如鼻呼出之气带有烂苹果味，是消渴病之重症；若呼气带有"尿臊气"，则多见于阴水病人，为病情垂危的险候。

4. 身臭

身体有疮疡溃烂，流脓水或有狐臭、漏液等均可致身臭。

排出物气味

主要包括呕吐物、二便及妇女经、带等的异常气味，通过问诊，可以得知。一般而言，湿热或热邪致病，其排出物多混浊而有臭秽、难闻的气味；寒邪或寒湿邪气致病，其排出物多清稀而无特殊气味。

　　呕吐物气味臭秽，多因胃热炽盛。若呕吐物气味酸腐，呈完谷不化之状，则为宿食内停。呕吐物腥臭，挟有脓血，可见于胃痈。若呕吐物为清稀痰涎，无臭气或腥气，为脾胃有寒。

　　嗳气酸腐，多因胃脘热盛，或宿食停滞于胃而化热所致。嗳气无臭，多因肝气犯胃，或寒邪客胃所致。

　　小便臊臭，其色黄混浊，属实热证。若小便清长，微有腥臊或无特殊气味，属虚证、寒证。

　　大便恶臭，黄色稀便或赤白脓血，为大肠湿热内盛。小儿大便酸臭，伴有不消化食物，为食积内停。大便溏泻，其气腥者，为脾胃虚寒。

　　矢气败卵味，多因暴饮暴食，食滞中焦，或肠中有宿屎内停所致。矢气连连，声响不臭，多属肝郁气滞，腑气不畅。

　　月经或产后恶露臭秽，多因热邪侵袭胞宫。带下气臭秽色黄，多为湿热下注。带下气腥色白，多为寒湿下注。

病室气味

　　病室的气味由病体本身及其排出物等发出。瘟疫病开始即有臭气触人，轻则盈于床帐，重则充满一室。室内有血腥味，多是失血证；室内有腐臭气味，多有浊腐疮疡；室内有尸臭气味，多为脏腑败坏；室内有尿臊气，多见于水肿病晚期；室内有烂苹果气味，多见于消渴病。

第四章
一问一答——问诊

问诊是医生通过询问病人或陪诊者，了解疾病的发生、发展、治疗经过、临床症状和其他与疾病有关的情况，以诊察疾病的方法。

问诊是诊察疾病的重要方法，是临床诊察疾病的第一步，它可以弥补其他三种诊察方法之不足。在疾病的早期或某些情志致病，病人只有常见症状，如头痛、失眠等，而无明显客观体征，问诊就尤为重要。它能提示病变的重点，有利于疾病的早期诊断。正确的问诊往往能把医生的思维判断引入正确的轨道，有利于对疾病作出迅速准确的诊断。对复杂的疾病，也可通过问诊为下一步继续诊察提供线索。一般说来，病人的主观感觉最真切，某些病理信息，目前还不能用仪器测定，只有通过问诊才能获得真实的病情，在辨证中，问诊获得的资料所占比重较大，其资料最全面，最广泛。

症状是疾病的反映，是临床辨证的主要根据。通过问诊掌握病人的现在症状，可以了解疾病目前的主要矛盾，并围绕主要矛盾进行辨证，从而揭示疾病的本质，对疾病作出确切的判断。因此，问现在症状是问诊的主要内容。为求问诊全面准确，一般是以张景岳的《十问歌》为顺序，即"一问寒热二问汗，三问头身四问便，五问饮食六胸腹，七聋八渴俱当辨，九问旧病十问因，再兼服药参机变，妇女尤必问经期，迟速闭崩皆可见，再添片语告儿科，天花麻疹全占验。"

问寒热

问寒热是询问病人有无怕冷或发热的感觉。寒，即自觉怕冷的感觉；热，即发热，包括病人体温高于正常，或者体温正常，但全身或局部有热的感觉。寒与热的产生，主要取决于病邪的性质和机体的阴阳盛衰两个方面。因此，通过问病人寒热感觉可以辨别病变的寒热性质和阴阳盛衰等情况。

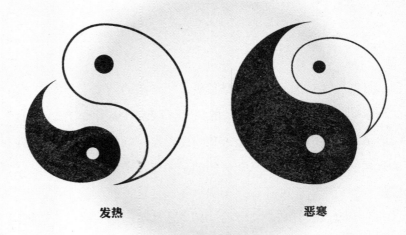

发热　　　　　　　　恶寒

　　寒与热是临床常见症状，问诊时应注意询问病人有无寒与热的感觉，二者是单独存在还是同时并见，还要注意询问寒热症状的轻重程度、出现的时间、持续时间的长短、临床表现特点及其兼症等。临床常见的寒热症状有以下 4 种情况。

1. 但寒不热

　　在通常的情况下，病人只有怕冷的感觉而无发热者，即为但寒不热。可见于外感病初起尚未发热之时，或者寒邪直中脏腑经络，以及内伤虚证等。根据病人怕冷感觉的不同特点，临床又分别称为恶风、恶寒、寒战、畏寒等。

　　恶风：是病人遇风则有怕风发抖的感觉，避风则缓。多为外感风邪所致。风邪在表，卫分受损，则失其温分肉司开阖的作用，故遇风有冷感而避之可缓。此外，恶风还可见于素体肺卫气虚，肌表不固者。

　　恶寒：是病人时时觉冷，虽加衣覆被、近火取暖仍不能解其寒。多为外感病初起，卫气不能外达，肌表失其温煦而恶寒。此时虽加衣近火，仍不能使肌体的阳气宣达于表，故得温而寒冷感无明显缓解。可见于多种外感病的初期阶段，病性多属于实。

　　寒战：病人恶寒的同时伴有战栗者，称为寒战，是恶寒之甚。其病机、病性与恶寒相同。

应注意，外感病中恶风、恶寒、寒战症状独立存在的时间很短，很快就会出现发热症状，成为恶寒发热或寒热往来。亦有少数病例存在时间较长，一般亦必然会出现发热。这些对于掌握疾病的进程有一定帮助。

畏寒：是病人自觉怕冷，但加衣被、近火取暖可以缓解，称为畏寒，多为里寒证。机体内伤久病，阳气虚于内，或寒邪过盛，直中于里，损伤阳气，温煦肌表无力而出现怕冷的感觉。此时若加衣近火，防止阳气的耗散，或以热助阳，使阳气暂时恢复，肌表得温，畏寒即可缓解。

2. 但热不寒

病人但觉发热而无怕冷者，称为但热不寒。可见于里热证。由于热势轻重、时间长短及其变化规律的不同，临床上有壮热、潮热、微热之分。

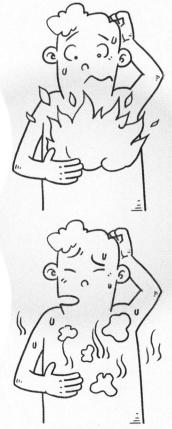

壮热：即病人高热（体温超过 39 度），持续不退，属里实热证。为风寒之邪入里化热或温热之邪内传于里，邪盛正实，交争剧烈，里热炽盛，蒸达于外所致。

潮热：即病人定时发热或定时热甚，有一定规律，如潮汐之有定时。外感与内伤疾病中皆可见有潮热。

由于潮热的热势高低、持续时间不同，临床上又分为以下 3 种情况。

阳明潮热：此种潮热多见于伤寒之阳明腑实证。其特点是热势较高，多在日晡时热势加剧，故又称日晡潮热。是由邪热蕴结胃肠，燥屎内结而致，病在阳明胃与大肠。

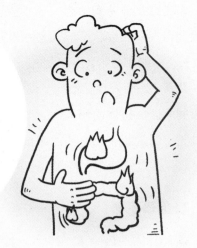

湿温潮热：此种潮热多见于温病中的湿温病。其特点是午后热甚，兼见身热不扬（即初扪肌肤多不甚热，扪之稍久才觉灼手）。是湿热病特有的一种热型。

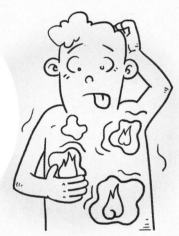

阴虚潮热：此种潮热多见于阴虚证。其特点是午后或夜间低热，兼见颧红、盗汗、五心烦热（即胸中烦热，手足心发热）；严重者，有热自骨内向外透发的感觉，称为"骨蒸潮热"。是由各种原因导致阴液亏少，虚阳偏亢而生内热。

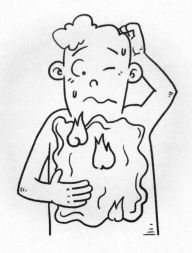

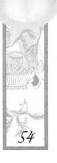

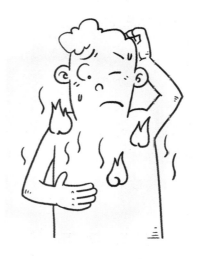

微热：即病人发热时间较长，热势较轻微，体温一般不超过38℃，又称长期低热。可见于温病后期，内伤气虚、阴虚、小儿夏季热等病证。

温病后期，余邪未清，余热留恋，病人可出现微热持续不退。

由气虚而引起的长期微热，又称气虚发热。其特点是长期发热不止，热势较低，劳累后发热明显增重。其主要病机是脾气亏虚，中气不足，无力升发输布阳气，阳气不能宣泄而郁于肌表，故发热。劳则气耗，中气亦虚，阳气更不得输布，故郁热加重。

小儿在气候炎热时发热不已，至秋凉时不治自愈，称为小儿夏季热。多因小儿气阴不足（体温调节功能尚不完善），不能适应夏令炎热气候所致。

3. 恶寒发热

恶寒与发热感觉并存者，称恶寒发热。它是外感表证的主要症状之一。

出现恶寒发热症状的病理变化，是外感表证初起，外邪与卫阳之气相争的表现。外邪束表，郁遏卫阳，肌表失煦，故恶寒。卫阳失宣，郁而发热。如果感受寒邪，可导致束表遏阳之势加重，恶寒症状显著；若感受热邪，助阳而致阳盛，则发热症状显著。

询问寒热的轻重不同表现，常可推断感受外邪的性质。如恶寒重，发热轻，多属外感风寒的表寒证。发热重，恶寒轻，多属外感风热的表热证。恶寒发热，并有恶风、自汗、脉浮缓，多属外感表虚证。恶寒发热，兼有头痛、身痛、无汗、脉浮紧，多属外感表实证。有时根据寒热的轻重程度，亦可推测邪正盛衰。一般来说，邪轻正盛，恶寒发热皆轻；邪盛正实，恶寒发热皆重；邪盛正虚，恶寒重，发热轻。

4. 寒热往来

病人恶寒与发热交替发作，其寒时自觉寒而不热，其热时自觉热而不寒，界线分明，一日一发或一日数发。可见于少阳病、温病及疟疾。

外邪侵入人体，在由表入里的过程中，邪气停留于半表半里之间，既不能完全入里，正气又不能抗邪外出，此时邪气不太盛，正气亦未衰，正邪相争处于相持阶段，正胜邪弱则热，邪胜正衰则寒，一胜一负，一进一退，故见寒热往来。

问寒热总结

恶寒发热	病人自觉寒冷，同时伴有体温升高	多见于外感表证，据其轻重不同和有关兼症，又可分为表寒证、表热证和太阳中风证
但寒不热	病人但感畏寒而无发热	多见于里寒证，根据发病的缓急和有关兼症，又可分为虚寒证和实寒证
但热不寒	病人但感发热而无怕冷感觉	多见于里热证，按症状有壮热、潮热（阳明潮热、湿温潮热、阴虚潮热）和微热之分，按病机又有阴虚发热、气虚发热和小儿夏季热之别
寒热往来	病人恶寒与发热交替发作	是半表半里证的表现，可见于少阳病和疟疾病

问汗

汗是由津液所化生的，在体内为津液，经阳气蒸发从腠理外泄于肌表则为汗液。

正常人在过劳、运动剧烈、环境或饮食过热、情绪紧张等情况下皆可以出汗，这属于正常现象。发生疾病时，各种因素影响了汗的生成与调节，可引起异常出汗。发病时出汗也有两重性，一方面出汗可以排出致病的邪气，促进机体恢复健康，是机体抗邪的正常反应；另一方面汗为津液所生，过度的出汗可以耗伤津液，导致阴阳失衡的严重后果。问汗时要询问病人有无出汗，出汗的时间、部位、汗量、出汗的特点、主要兼症以及出汗后症状的变化。

1. 无汗

外感内伤，新病、久病都可见有全身无汗。外感病中，邪郁肌表，气不得宣，汗不能达，故无汗，属卫气的调节功能失常。当邪气入里，耗伤营阴，亦无汗，属津枯，而汗液生成障碍。内伤久病出现无汗，其病机复杂，多为肺气失于宣达，属汗的调节功能障碍；或为血少津亏，汗失生化之源而无汗。

2. 有汗

病理性有汗，有多种情况。凡营卫不密，内热壅盛，阴阳失调，皆可引起出汗异常而有汗。询问出汗的时间与汗量、病程的长短，常能判断疾病在表在里，阴阳或盛或衰以及预后的良恶。

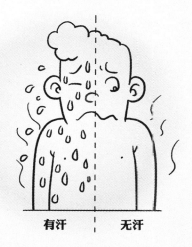

有汗　　无汗

如病人有汗，病程短，伴有发热、恶风等症状，属太阳中风表虚证，是外感风邪所致。

病人若大汗不已，伴有蒸蒸发热，面赤，口渴饮冷，属实热证。里热炽盛，蒸津外泄，故汗出量多。此时邪气尚实，正气未虚，正邪相搏，汗出不止，汗出愈多，正气愈伤。

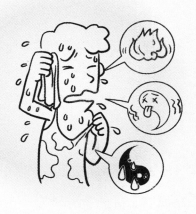

若冷汗淋漓，或汗出如油，伴有呼吸喘促，面色苍白，四肢厥冷，脉微欲绝，称为"脱汗""绝汗"。此为久病、重病正气大伤，阳气外脱，津液大泄所致，属正气已衰，阳亡阴竭的危候，预后不良。

白天经常汗出不止，活动后尤甚者，称为自汗。常常伴有神疲乏力，气短懒言或畏寒肢冷等症状，多因阳虚或气虚不能固护肌表，腠理疏松，玄府不密，津液外泄所致。因活动后阳气外散，气虚不固，故出汗加重。因此，自汗多见于气虚或阳虚证。

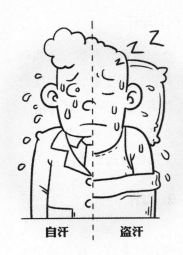

自汗　　盗汗

病人经常睡则汗出，醒则汗止，称为盗汗。多伴有潮热、颧红、五心烦热、舌红、脉细数等症，属阴虚。阴虚则虚热内生，睡时卫阳入里，肌表不密，虚热蒸津外泄，故盗汗。醒后卫阳出表，玄府密闭，故汗止。

病人先恶寒战栗，表情痛苦，辗转挣扎，继而汗出者，称为战汗。多见于外感热病中，邪正相争剧烈之时，是疾病发展的转折点。战汗是邪正交争的表现，多属邪盛正虚，一旦阳气来复，邪正剧争，即可出现战汗。战汗的转归，一为汗出病退，脉静身凉，烦渴顿除，此为正气胜于邪气，病渐转愈，属佳象；一为战汗之后，热势不退，症见烦躁，脉来急疾，此为正气虚弱，不能胜邪，而热复内陷，疾病恶化，属危象。

3. 局部汗出

头汗：指病人仅头部或头颈部出汗较多，亦叫"但头汗出"。头汗多因上焦邪热或中焦湿热上蒸，逼津外泄；或病危虚阳浮越于上所致。

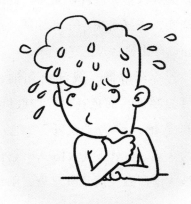

半身汗：指半侧身体有汗，或半侧身体经常无汗，或上或下，或左或右。可见于中风先兆、中风

病、痿证、截瘫等。多因患侧经络闭阻，气血运行不调所致。

手足汗：指手心、足心出汗较多。多因热邪郁于内，或阴虚阳亢，逼津外出而达于四肢所致。

表证辨汗

表证无汗	表证有汗
多属外感寒邪之表寒证	多属外感风邪所致之太阳中风证

里证辨汗

里证有汗	自汗	因气虚卫阳不固，腠理疏松，津液外泄，故见日间汗出
	盗汗	因阴虚化燥生热，且睡时卫阳入里，不能固密肌表，虚热蒸津外泄，故睡眠时汗出较多；又因醒后卫气复出于表，肌表固密，故醒则汗止
	大汗	有虚实之分。实热证见壮热、汗出量多者，多因表邪入里化热，或风热内传，里热亢盛，津液外泄所致；亡阳证见冷汗淋漓者，多因阳气暴脱于外，不能固密津液，津无所依而随阳气外泄所致
	战汗	是指病人先恶寒战栗，表情痛苦，而后汗出者，多因邪伏不去，正气来复，邪正剧争所致，是疾病发展的转折点
	黄汗	全身汗出色黄如柏汁，汗出黏衣者，称为黄汗。多为风湿热交蒸，郁遏营卫之气所致。历节黄汗出，只在关节肿大部位溢出黄水者，称为历节病
里证无汗		常因阳气不足，蒸化无力，或津血亏耗，生化乏源所致。多见于久病虚证病人

问疼痛

疼痛是临床常见的一种自觉症状，患病机体的各个部位皆可发生。问诊时，应问清疼痛产生的原因、性质、部位、时间、喜恶等。

1. 疼痛的原因

引起疼痛的原因很多，有外感、有内伤，其病机有虚有实。其中因不通则痛者，属实证；不荣则痛者，属虚证。

2. 疼痛的性质

由于引起疼痛的病因病机不同，其疼痛的性质亦不同，临床可见如下几类。

胀痛	指疼痛兼有胀感的症状	是气滞作痛的特点。如胸、胁、脘、腹胀痛，多是气滞为患。但头目胀痛，则多因肝火上炎，或肝阳上亢所致
刺痛	指疼痛如针刺之状的症状	是瘀血致痛的特点。如胸、胁、脘、腹等部位刺痛，多是瘀血阻滞，血行不畅所致
冷痛	指疼痛有冷感而喜暖的症状	常见于腰脊、脘腹、四肢关节等处。寒邪阻滞经络所致者，为实证；阳气亏虚，脏腑经脉失于温煦所致者，为虚证。
灼痛	指疼痛有灼热感而喜凉的症状	火邪窜络所致者，为实证；阴虚火旺所致者，为虚证
重痛	指疼痛兼有沉重感的症状	多因湿邪困阻气机所致。由于湿性重浊黏滞，故湿邪阻滞经脉，气机不畅，出现沉重而痛的感觉。但头重痛亦可因肝阳上亢，气血上壅所致。重痛常见于头部、四肢、腰部以及全身
酸痛	指疼痛兼有酸软感的症状	多因湿邪侵袭肌肉关节，气血运行不畅所致，亦可因肾虚骨髓失养引起
绞痛	指痛势剧烈，如刀绞割的症状	多因有形实邪阻闭气机，或寒邪凝滞气机所致。如心脉痹阻所引起的真心痛，结石阻滞胆管所引起的上腹痛，寒邪犯胃所引起的胃脘痛等，皆具有绞痛的特点

空痛	指疼痛兼有空虚感的症状	多因气血亏虚，阴精不足，脏腑经脉失养所致。常见于头部或小腹部等处
隐痛	指疼痛不剧烈，尚可忍耐，但绵绵不休的症状。	多因阳气精血亏虚，脏腑经脉失养所致。常见于头、胸、脘、腹等部位
走窜痛	指疼痛部位游走不定，或走窜攻冲作痛的症状。	若胸、胁、脘、腹疼痛而走窜不定，称为窜痛，多因气滞所致；四肢关节疼痛而游走不定，多见于痹病，多因风邪偏胜所致
固定痛	指疼痛部位固定不移的症状。	若胸、胁、脘、腹等处固定作痛，多是瘀血为患；若四肢关节固定作痛，多因寒湿、湿热阻滞，或热壅血瘀所致
掣痛	指抽掣牵引作痛，由一处连及它处的症状	也称引痛、彻痛。多因筋脉失养，或筋脉阻滞不通所致

3. 疼痛部位

询问疼痛的部位，可以判断疾病的位置及相应经络脏腑的变化情况。

（1）头痛

整个头部或头的前后、两侧部位的疼痛，皆称头痛。无论外感、内伤皆可引起头痛。外感多由邪犯脑府，经络郁滞不畅所致，属实。内伤多由脏腑虚弱，清阳不升，脑府

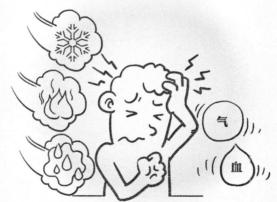

失养，或肾精不足，髓海不充所致，属虚。脏腑功能失调产生的病理产物如痰饮、瘀血阻滞经络所致的疼痛，则或虚或实，或虚实夹杂。

凡头痛较剧，痛无休止，并伴有外感表现者，为外感头痛。如头重如裹，肢重者，属风湿头痛。凡头痛较轻，病程较长，时痛时止者，多

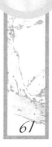

为内伤头痛。如头痛隐隐，过劳则甚，属气虚头痛；如头痛隐隐，眩晕面白，属血虚头痛；头脑空痛，腰膝酸软，属肾虚头痛；如头痛晕沉，自汗便溏，属脾虚头痛；凡头痛如刺，痛有定处，属血瘀头痛；凡头痛如裹，泛呕眩晕，属痰浊头痛；凡头胀痛，口苦咽干，属肝火上炎头痛；凡头痛，伴恶心呕吐，心下痞闷，饮食不下，属食积头痛。

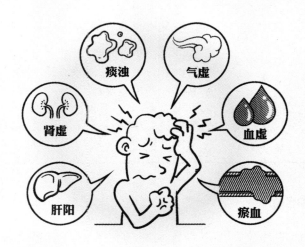

头部不同部位的疼痛，一般与经络分布有关，如头项痛属太阳经病，前额痛属阳明经病，头侧部痛属少阳经病，头顶痛属厥阴经病，头痛连齿属少阴经病。

头痛连项	足太阳膀胱经
两侧头痛	足少阳胆经
前额头痛	足阳明胃经
巅顶头痛	足厥阴肝经

（2）胸痛

是指胸部正中或偏侧疼痛的自觉症状。胸居上焦，内藏心肺，所以胸痛以心肺病变居多。胸痛总由胸部气机不畅所致。

62

虚里憋闷，痛如针刺	胸痹（心脉瘀阻证）
胸痛剧烈，面青肢厥	真心痛
胸痛颧赤，潮热盗汗	肺痨
胸痛喘促，痰黄而稠	肺热病（肺热壅盛证）
胸痛咳唾，脓痰腥臭	肺痈（热壅血瘀证）
胸肋引痛，皮色不变	胁肋痛（痰凝血瘀证）

（3）胁痛

是指胁一侧或两侧疼痛。因胁为肝胆所居，又是肝胆经脉循行分布之处，故胁痛多属肝胆及其经脉的病变。

胀痛，太息易怒	肝郁气滞
胀痛，身目发黄	肝胆湿热
灼痛，面红目赤	肝胆火盛
掣痛，胁满咳唾	饮停胸胁（悬饮）

（4）胃脘痛

胃脘，包括整个胃体。胃上口贲门称上脘，胃下口幽门称下脘，界于上下口之间的胃体称中脘。胃脘痛即指胃痛而言。凡寒、热、食积、气滞等病因及机体脏腑功能失调累及于胃，皆可影响胃的气机通畅，而出现疼痛症状。

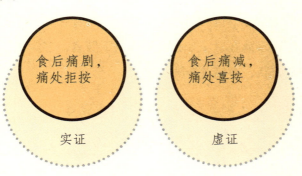

食后痛剧，痛处拒按　　　实证

食后痛减，痛处喜按　　　虚证

（5）腹痛

腹部范围较广，可分为大腹、小腹、少腹三部分。脐周围称为脐腹，属脾与小肠。脐以上统称大腹，包括脘部、左上腹、右上腹，属脾胃及肝胆。脐以下为小腹，属膀胱、胞宫、大肠、小肠。小腹两侧为少腹，是肝经经脉所过之处。

根据疼痛的部位和性质，可以测知疾病所在脏腑和病因病性。如大腹隐痛，便溏，喜温喜按者，属脾胃虚寒。小腹胀痛，小便不利者，多为癃闭，病在膀胱。小腹刺痛，小便不利者，多为膀胱蓄血。少腹冷痛，牵引阴部者，为寒凝肝脉。绕脐痛，起包块，按之可移者，为虫积腹痛。凡腹痛暴急剧烈，胀痛拒按，得食痛甚者，多属实证。

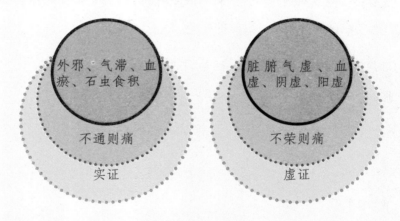

（6）腰痛

根据疼痛的性质可以判断致病的原因。如腰部冷痛，以脊骨痛为主，活动受限者，多为寒湿痹证。腰部冷痛，小便清长者，属肾虚。腰部刺痛，固定不移者，属闪挫跌扑瘀血。

根据疼痛的部位，可判断邪留之处。如腰脊骨痛，多病在骨；如腰痛以两侧为主，多病在肾；如腰脊痛连及下肢者，多病在下肢经脉。腰痛连腹，绕如带状，多病在带脉。

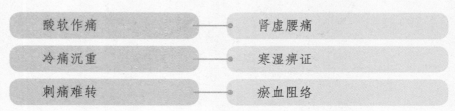

放射少腹	—	结石阻滞
腰痛连腹	—	带脉损伤

（7）背痛

根据疼痛的部位及性质，可以判断疼痛的病位和病因。如背痛连及头项，伴有外感表证，多为风寒之邪客于太阳经；背冷痛伴畏寒肢冷，多属阳虚；脊骨空痛，不可俯仰，多为精气亏虚，督脉受损。

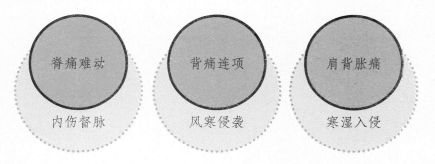

脊痛难动 | 背痛连项 | 肩背胀痛
内伤督脉 | 风寒侵袭 | 寒湿入侵

（8）四肢痛

多由风、寒、湿邪侵犯经络、肌肉、关节，阻碍其气血运行所致，亦有因脾虚、肾虚者。根据疼痛的部位及性质可以判断病变的原因和部位。

游走疼痛	—	风寒湿痹
红肿热痛	—	风湿热痹
痿软酸痛	—	脾虚精亏
足跟酸痛	—	年老肾虚

（9）周身痛

是指四肢、腰背等处皆有疼痛感觉。根据疼痛的性质及时间，可判断病因。

新病身痛，项强脉浮	—	外感风寒、风湿
久病卧床，周身疼痛	—	营卫气血不畅

问周身其他不适

问周身其他不适，是指询问周身各部，如头、胸、胁、腹等处，除疼痛以外的其他症状。常见的周身其他不适主要有头晕、目眩、目涩、视力减退、耳鸣、耳聋、重听、胸闷、心悸、腹胀、麻木等。临床问诊时，要询问有无其他不适症状及症状产生有无明显诱因、持续时间长短、表现特点、主要兼症等。

1. 头晕

是指病人自觉视物昏花旋转，轻者闭目可缓解，重者感觉天旋地转，不能站立，闭目亦不能缓解。

头晕胀痛，口苦，易怒，脉弦数者	多因肝火上炎，肝阳上亢，脑神被扰所致
头晕面白，神疲乏力，舌淡，脉弱者	多因气血亏虚，脑失充养所致
头晕而重，如物缠裹，痰多，苔腻者	多因痰湿内阻，清阳不升所致
头晕耳鸣，腰酸遗精者	多因肾虚精亏，髓海失养所致

2. 目痛、目眩、目涩、雀目

（1）目痛

目痛剧者	多属实证
目痛微者	多属虚证
目剧痛难忍，面红目赤者	多因肝火上炎所致
目赤肿痛，羞明多眵者	多因风热上袭所致
目微痛微赤，时痛时止而干涩者	多因阴虚火旺所致

（2）目眩

指病人自觉视物旋转动荡，如坐舟车，或眼前如有蚊蝇飞动的症状。

由肝阳上亢、肝火上炎、肝阳化风及痰湿上蒙清窍所致者	→	多属实证，或本虚标实证
由气虚、血亏、阴精不足，目失所养引起者	→	多属虚证

（3）目涩。

指眼目干燥涩滞，或似有异物入目等不适感觉。伴有目赤、流泪者，多属肝火上炎所致。若伴久视加重，闭目静养减轻者，多属血虚阴亏。

（4）雀目

一到黄昏视物不清，至天明视觉恢复正常者称为雀目，又称夜盲。多因肝血不足或肾阴损耗，目失所养而成。

3. 耳鸣、耳聋、重听

（1）耳鸣

病人自觉耳内鸣响，如闻蝉鸣或潮水声，或左或右，或两侧同时鸣响，或时发时止，或持续不停，称为耳鸣。临床有虚实之分。若暴起耳鸣声大，用手按而鸣声不减者，

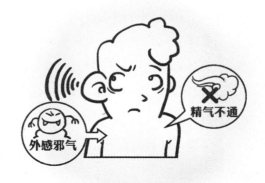

属实证，多因肝胆火盛所致；渐觉耳鸣，声音细小，以手按之，鸣声减轻者，属虚证，多由肾虚精亏，髓海不充，耳失所养而成。

突发耳鸣，声大如雷，按之尤甚，或新起耳暴聋者	多属实证	多因肝胆火扰，肝阳上亢，或痰火壅结，气血瘀阻，风邪上袭，或药毒损伤耳窍等所致
渐起耳鸣，声细如蝉，按之可减，或耳渐失聪而听力减退者	多属虚证	多因肾精亏虚，或脾气亏虚，清阳不升，或肝阴、肝血不足，耳窍失养所致

（2）耳聋

即病人听觉丧失的症状，常由耳鸣发展而成。新病突发耳聋者，多属实证，因邪气蒙蔽清窍，清窍失养所致；渐聋者，多属虚证，多因脏腑虚损而成。一般而言，虚证多而实证少，实证易治，虚证难治。

（3）重听

是听声音不清楚，往往引起错觉，即听力减退的表现。多因肾虚，或风邪外入所致。

4. 胸闷

胸部有堵塞不畅、满闷不舒的感觉，称为胸闷，亦称"胸痞""胸满"，多因胸部气机不畅所致。胸闷可出现于多种病证之中。

5. 心悸怔忡

在正常的条件下，病人即自觉心跳异常，心慌不安，不能自主，称为心悸。若因惊而悸者，称为惊悸。心悸多为自发，惊悸多因惊而悸。怔忡是心悸与惊悸的进一步发展，心中悸动较剧，持续时间较长，病情较重。引起心悸的原因很多，主要是心神浮动所致。如心阳亏虚，鼓动乏力；气血不足，心失所养；阴虚火旺，心神被扰；水饮内停，上犯凌心；痰浊阻滞，心气不调；气滞血瘀，扰动心神等，皆可使心神不宁而出现心悸、惊悸或怔忡的症状。

6. 腹胀

是指腹部饱胀、满闷，如有物支撑的感觉，或有腹部增大的表现。引起腹胀的病因很多，有虚、实、寒、热之分。其病机总以气机不畅为主，虚则气不运，实则气郁滞。实证可见于寒湿犯胃、阳明腑实、食积胃肠、肝气郁滞、痰饮内停等证。虚证多见脾虚。腹部的范围较广，不同部位之腹胀可提示不同病变。如上腹部胀满，多属脾胃病变；小腹部胀满，多属膀胱病变；胁下部胀满，多属肝胆病变。

7．麻木

是指知觉减弱或消失的症状，多见于头面、四肢部。多因气血不足，或风、痰、湿邪阻络，气滞血瘀等引起。其主要病机为经脉失去气血营养所致。

问饮食与口味

问饮食与口味包括询问口渴、饮水、进食、口味等。应注意有无口渴、饮水多少、喜冷喜热、食欲情况、食量多少、食物的善恶、口中有无异常的味觉和气味等情况。

1．问口渴与饮水

询问病人口渴与饮水的情况，可以了解病人津液的盛衰、输布情况以及病证的寒热虚实。口不渴者，多为津液未伤，见于寒证，或无明显热邪之证。口渴者，总由津液不足，或输布障碍所致。临床可见如下情况。

（1）口渴多饮

口干欲饮，饮水则舒	津液已伤（热证、燥证）
口干微渴，发热咽痛	伤津较轻（温病初期）
大渴饮冷，面赤汗出	津液大伤（阳明热盛）
口渴夜甚，盗汗烦热	阴虚津亏（肺痨、瘿瘤）
口渴多饮，尿多消瘦	水不化津（消渴病、夏季热）

（2）渴不多饮

即病人虽有口干或口渴的感觉，但不想饮水或饮水不多。

渴不多饮，烦闷苔腻	湿热证（气化障碍）
渴不多饮，身热夜甚	营分证（热蒸营阴）

渴喜热饮，饮水不多	痰饮内停（津不上承）
口干欲饮，漱而不咽	瘀血内阻（津失输布）

临床上口渴与饮水的辨证应根据口渴的特点、饮水的多少和有关兼症等综合分析。

2. 问食欲与食量

询问病人的食欲与食量，可以判断病人脾胃功能的强弱，疾病的轻重及预后。

（1）食欲减退与厌食

食欲减退，又称纳呆、纳少，即病人不思进食。厌食，又称恶食，即厌恶食物。不思饮食与厌恶食物，大体上有两种情况，一是不知饥饿，不欲进食；二是虽饥亦不欲食，或厌恶食物。二者病机均属脾胃不和，消化吸收功能减弱所致。

①食欲减退：病人不欲食，食量减少，多见于脾胃气虚，湿邪困脾等证。

新病食欲减退	正气抗邪的保护反应
久病食欲减退，面萎神疲	脾胃虚弱
食少纳呆，身困脘闷	湿邪困脾，食滞胃脘

②厌食：多因伤食而致。若妇女妊娠初期，厌食呕吐者，为妊娠恶阻。

厌恶食物，嗳腐脘胀	食积胃腑（受纳失常）
厌食油腻，脘腹胀满	脾胃湿热
厌食油腻，胁肋胀痛	肝胆湿热
孕妇厌食	冲脉之气上逆，妊娠恶阻

③饥不欲食：是指病人感觉饥饿而又不想进食，或进食很少，亦属食欲减退范畴。可见于胃阴不足证。

（2）多食易饥

是指病人食欲亢进，食量较多，食后不久即感饥饿，又称为消谷善饥，临床多伴有身体逐渐消瘦等症状。可见于胃火亢盛、胃强脾弱等证，亦可见于消渴病。多由胃腐熟太过而致。

多食易饥，口臭龈肿	胃火炽盛（腐熟太过）
消谷善饥，多饮消瘦	消渴病
多食易饥，大便溏泻	胃强脾弱

（3）偏嗜

是指嗜食某种食物或某种异物。其中偏嗜异物者，又称异嗜。若小儿异嗜，喜吃泥土、生米等异物，多属虫积。若妇女已婚停经而嗜食酸味，多为妊娠。

询问食欲与食量时，还应注意进食情况。如病人喜进热食，多属寒证；喜进冷食，多属热证。进食后稍安者，多属虚证；进食后加重者，多属实证或虚中夹实证。疾病过程中，若食欲渐复，表示胃气渐复，预后良好；反之，若食欲渐退，食量渐减，表示胃气渐衰，预后多不良。若病重不能食，突然暴食，食量较多，属脾胃之气将绝的危象，称"除中"，其实际上是中气衰败，死亡前兆，为"回光返照"的一种表现。

3. 口味

口味，是指病人口中的异常味觉。

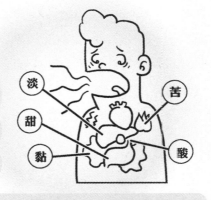

偏嗜肥甘	生痰湿
偏嗜生冷	伤脾胃
偏嗜辛辣	病火盛

口淡	脾胃虚寒（水湿不化，寒湿上泛）
口苦	心火上炎，肝胆火旺
口甜	湿热蕴脾

口酸	▶ 脾胃食滞（腐化生酸，上流于口），肝胃不和（胃失和降，流吐酸水）
口咸	▶ 燥热伤津（口失津润），脏腑热盛（气火上逆）
口涩	▶ 肾虚水泛（上溢于口）
口黏	▶ 痰热内盛，湿热中阻

问大便

　　健康人一般每日或隔日大便一次，为黄色成形软便，排便通畅，如受疾病的影响，其消化功能失职则有黏液及未消化食物等粪便。气血津液失调，脏腑功能失常，即可使排便次数和排便感觉等出现异常。

1. 便次异常

　　便次异常，是指排便次数增多或减少，超过了正常范围，有便秘与泄泻之分。

（1）便秘

　　即大便秘结，是指粪便在肠内滞留过久，排便间隔时间延长，便次减少，或时间虽不延长但排便困难者。总由大肠传导功能失常所致。可见于胃肠积热，气机郁滞，气血津亏，阴寒凝结等证。

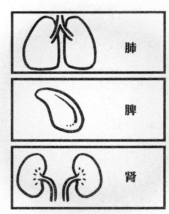

肺

脾

肾

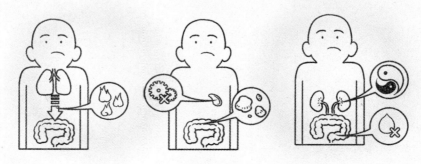

（2）泄泻

又称便溏或溏泻，即大便稀软不成形，甚则呈水样，排便间隔时间缩短，便次增多者。总由脾胃功能失调，水停肠道，大肠传导亢进所致。可见于脾虚，肾阳虚，肝郁乘脾，伤食、湿热蕴结大肠，感受外邪等证。

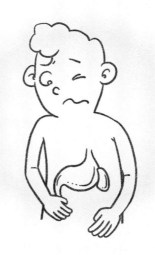

2. 排便感觉异常

排便感觉异常，是指排便时有明显不适感觉，病变时常有以下几方面的变化。

（1）肛门灼热

是指排便时肛门有烧灼感。多由大肠湿热蕴结而致。可见于湿热泄泻、暑湿泄泻等证。

（2）排便不爽

即腹痛且排便不通畅，而有滞涩难尽之感。多由肠道气机不畅所致。可见于肝郁犯脾、伤食泄泻、湿热蕴结等证。

（3）里急后重

即腹痛窘迫，时时欲泻，肛门重坠，便出不爽。紧急而不可耐者，称为里急；排便时，便量极少，肛门重坠，便出不爽，或欲便又无者，称为后重，二者合称为里急后重，是痢疾的主症之一。多因湿热之邪内阻，肠道气滞所致。

（4）滑泻失禁

即久泻不愈，大便不能控制，呈滑出之状，又称滑泻。多因久病体虚，脾肾阳虚，肛门失约而致。可见于脾阳虚衰，肾阳虚衰，或脾肾阳虚等证。

（5）肛门重坠

即肛门有重坠向下之感，甚则肛欲脱出。多因脾气虚衰，中气下陷

而致。多见于中气下陷证。

问小便

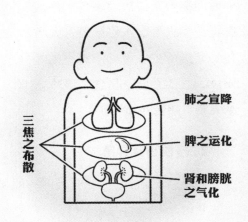

健康成人在一般情况下，一天的尿量约为 1000 ～ 1800ml，尿次白天 3 ～ 5 次，夜间 0 ～ 1 次。排尿次数、尿量受饮水、气温、出汗、年龄等因素影响。受疾病的影响若机体的津液营血不足，气化功能失常，水饮停留等，即可使排尿次数、尿量及排尿时的感觉出现异常情况。

三焦之布散

肺之宣降

脾之运化

肾和膀胱之气化

1. 尿量异常

尿量异常，是指每天的尿量过多或过少，超出正常范围。

（1）尿量增多

多因寒凝气机，水气不化，或肾阳虚衰，阳不化气，水液外泄而量多。可见于虚寒证，肾阳虚证及消渴病等。

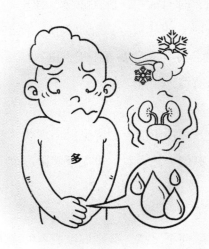

（2）尿量减少

多因机体津液亏乏，尿液化源不足，或尿道阻滞，或阳气虚衰，气化无权，水湿不能下入膀胱而泛溢于肌肤而致。可见于实热证、汗吐下证、水肿病及癃闭、淋证等。

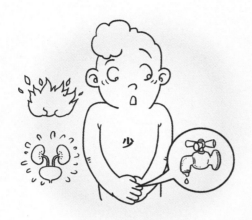

2. 排尿次数异常

（1）排尿次数增多

又称小便频数，总由膀胱气化功能失职而致。多见于下焦湿热、下焦虚寒、肾气不固等证。

（2）排尿次数减少

可见于癃闭，在排尿异常中介绍。

3. 排尿异常

是指排尿感觉和排尿过程发生变化，出现异常情况，如尿痛、癃闭、尿失禁、遗尿、尿闭等。

（1）小便涩痛

即排尿不畅，且伴有急迫灼热疼痛感，多为湿热下注膀胱，灼伤经脉，气机不畅而致。可见于淋证。

（2）癃闭

小便不畅，点滴而出为"癃"，小便不通，点滴不出为"闭"，统称为"癃闭"。有虚实之分。实证多为湿热蕴结、肝气郁结或瘀血、结石阻塞尿道而致。虚证多为年老气虚，肾阳虚衰，膀胱气化不利而致。

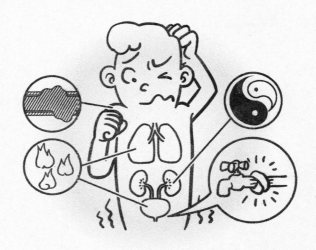

（3）余沥不尽

即小便后点滴不尽。多为肾气不固所致。

（4）小便失禁

是指小便不能随意识控制而自行溢出的症状。多为肾气不足，下元不固，或下焦虚寒，膀胱失煦，不能制约水液而致。若病人神志昏迷，而小便失禁，则病情危重。

（5）遗尿

是指睡眠中小便自行排出，俗称"尿床"，多见于儿童。多因膀胱失于约束。可见于肾阴、肾阳不足，脾虚气陷等证。

问睡眠

睡眠与人体卫气循行和阴阳盛衰有关。在正常情况下，卫气昼行于阳经，阳气盛，则人醒；夜行于阴经，阴气盛，则入睡。问睡眠，应注意了解病人有无失眠或嗜睡，睡眠时间的长短、入睡难易、有梦无梦等。临床常见的睡眠失常有失眠、嗜睡。

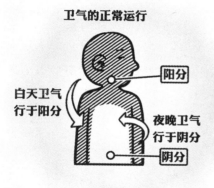

卫气的正常运行

白天卫气
行于阳分

阳分

夜晚卫气
行于阴分

阴分

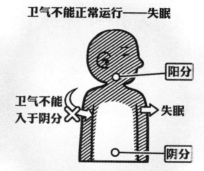

卫气不能正常运行——失眠

阳分

卫气不能
入于阴分

失眠

阴分

1. 失眠

失眠又称"不寐""不得眠"，是指经常不易入睡，或睡而易醒，不易再睡，或睡而不酣，易于惊醒，甚至彻夜不眠的表现。其病机是阳不入阴，神不守舍。气血不足，神失所养，或阴虚阳亢，虚热内生，或肾水不足，心火亢盛等，皆可扰动心神，导致失眠，属虚证。痰火、食积、瘀血等邪火上扰，心神不宁，亦可出现失眠，属实证。可见于心脾两虚、心肾不交、肝阳上亢、痰火扰心、食滞胃肠等证。

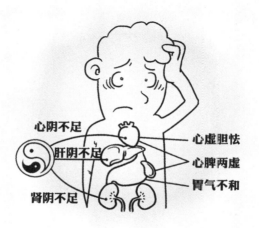

心阴不足

肝阴不足

肾阴不足

心虚胆怯

心脾两虚

胃气不和

2. 嗜睡

嗜睡，又称多眠，是指神疲困倦，睡意很浓，经常不自主地入睡。其轻者神识清楚，呼之可醒而应，精神极度疲惫，困倦易睡，或似睡而非睡的状态，称为"但欲寐"。如日夜沉睡，呼应可醒，神识朦胧，偶可对答，称为"昏睡"，多为神气不足而致。湿邪困阻，清阳不升，或脾气虚弱，中气不足，不能上荣，皆可使精明之府失于清阳之荣，故出现嗜睡，可见于湿邪困脾、脾气虚弱等证。若心肾阳衰，阴寒内盛，神气不振，可出现似睡非睡的但欲寐。可见于心肾阳衰证。若邪扰清窍，热蔽心神，即可出现神识朦胧，昏睡不醒，可见于温热病，热入营血，邪陷心包之证，也可见于中风病。大病之后，精神疲惫而嗜睡者，是正气未复的表现。

问经带

妇女有月经、带下、妊娠、产育等生理特点，发生疾病时，常能引起上述方面的病理改变。因此，对青春期后的女性病人，除了一般的问诊内容外，还应注意询问其经、带等情况，作为妇科或一般疾病的诊断与辨证依据。

1. 问月经

问月经应注意询问月经的周期，行经的天数，月经的量、色、质，有无闭经或行经腹痛等表现。

（1）经期异常

经期即月经的周期，是指每次月经相隔的时间，正常约为28～32天。经期异常主要表现为月经先期、月经后期和月经先后不定期。

月经先期：连续2个月经周期或以上，出现月经来潮提前7天以上，称为月经先期。多因血热妄行，或气虚不摄而致。

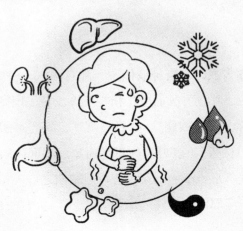

月经后期：连续 2 个月经周期或以上，出现月经来潮延后 7 天以上，称月经后期。多因血寒、血虚、血瘀而致。

月经先后不定期：连续 2 个月经周期或以上，月经时而提前，时而延后达 7 天以上者，称为月经先后不定期，又称月经紊乱。多医情志不舒，肝气郁结，失于条达，气机逆乱，或者脾肾虚衰，气血不足，冲任失调，或瘀血内阻，气血不畅，经期错乱所致。

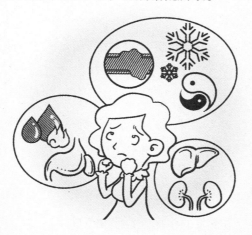

（2）经量异常

月经的出血量，称为经量，正常平均约为 50ml 左右，可略有差异。经量的异常主要表现为月经过多和月经过少。

月经过多：每次月经量超过 100ml，称为月经过多。多因血热妄行，瘀血内阻，气虚不摄而致。

月经量少：每次月经量少于 30ml，称为月经过少。多因寒凝，经血不至，或血虚，经血化源不足，或血瘀，经行不畅而致。

崩漏：指非正常行经期间阴道出血的症状。临床以血热、气虚最为多见。血得热则妄行，损伤冲任，经血不止，其势多急骤。脾虚，中气下陷，或气虚，冲任不固，血失摄纳，经血不止，其势多缓和。此外，瘀血也可致崩漏。

经闭：也称闭经，指女子年逾 18 周岁，月经尚未来潮，或已行经，未受孕、不在哺乳期，而又停经达 3 个月以上的症状。经闭可由多种原因造成，其病机总不外经络不畅，经血闭塞，或血虚血枯，经血失其源泉，闭而不行。可见于肝气郁结，瘀血内阻，湿盛痰阻，阴虚，脾虚等证。

闭经应注意与妊娠期、哺乳期、绝经期等生理性闭经，以及青春期、更年期因情绪、环境改变而致一时性闭经和暗经加以区别。

（3）经行腹痛

指在行经期间，或行经前后，出现小腹部疼痛的症状，亦称痛经。多因胞脉不利，气血运行不畅，或胞脉失养所致。可见于寒凝、气滞血瘀、气血亏虚等证。若行经腹痛，痛在经前者属实，痛在经后者属虚。按之痛甚者为实，按之痛减者为虚。得热痛减者为寒，得热痛不减或益甚者为热。绞痛者为寒，刺痛、钝痛、闷痛者为血瘀，隐隐作痛者为血虚，持续作痛者为血滞。时痛时止者为气滞，胀痛者为气滞血瘀。气滞为主者胀甚于痛，瘀血为主者痛甚于胀。

2. 问带下

问带下应注意带下量的多少、色质和气味等。

白带	指带下色白量多，质稀如涕，淋漓不绝而无臭味的症状	多因脾肾阳虚，寒湿下注所致
黄带	指带下色黄，质黏臭秽的症状	多因湿热下注或湿毒蕴结所致
赤白带	指白带中混有血液，赤白杂见的症状	多因肝经郁热，或湿毒蕴结所致。若绝经后仍见赤白带淋漓不断者，可能由癥瘤引起

第五章
八纲辨证

　　八纲，即阴、阳、表、里、寒、热、虚、实。是辨证论治的理论基础之一。通过四诊，掌握了辨证资料之后，根据病位的深浅，病邪的性质，人体正气的强弱等多方面的情况，进行分析综合，归纳为八类不同的证候，称为八纲辨证。

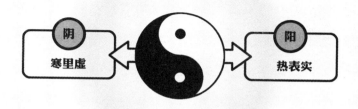

　　疾病的表现尽管是极其复杂的，但基本上都可以用八纲加以归纳。如疾病的类别，可分为阴证与阳证；病位的浅深可分为表证与里证；疾病的性质，可分为寒证与热证；邪正的盛衰，可分为实证与虚证。这样，运用八纲辨证就能将错综复杂的临床表现，归纳为表里、寒热、虚实、阴阳四对纲领性证候，从而找出疾病的关键，掌握其要领，确定其类型，预决其趋势，为治疗指出方向。其中，阴阳又可以概括其他六纲，即表、热、实证属阳；里、寒、虚证属阴，故阴阳又是八纲中的总纲。

　　八纲是分析疾病共性的辨证方法，是各种辨证的总纲。在诊断过程中，有执简驭繁、提纲挈领的作用，适应于临床各科疾病的辨证。无论内、外、妇、儿、眼、耳、鼻、喉等科，都可应用八纲来归纳概括。在八纲的基础上，结合脏腑病变的特点，则分支为脏腑辨证；结合气血津液病变的特点，则分支为气血津液辨证；结合温病的病变特点，则分支为卫气营血辨证等。任何一种辨证方法，都离不开八纲，所以说八纲辨证是各种辨证的基础。

八纲辨证并不意味着把各种证候截然划分为八个区域，它们是相互联系而不可分割的。

如表里与寒热虚实相联系，寒热与虚实表里相联系，虚实又与寒热表里相联系。由于疾病的变化，往往不是单纯的，而是经常会出现表里、寒热、虚实交织在一起的夹杂情况，如表里同病、虚实夹杂、寒热错杂等。在一定的条件下，疾病还可出现不同程度的转化，如表邪入里、里邪出表、寒证化热、热证转寒、实证转虚、因虚致实等。在疾病发展到一定阶段时，还可以出现一些与疾病性质相反的假象，如真寒假热、真热假寒、真虚假实、真实假虚等。阴证、阳证也是如此，阴中有阳，阳中有阴，疾病可以由阳入阴，由阴出阳，又可以从阴转阳，从阳转阴，因此，进行八纲辨证，不仅要熟练地掌握各类证候的特点，还要注意它们之间的相兼、转化、夹杂、真假，才能正确而全面认识疾病、诊断疾病。

表里

表、里是辨别疾病病位内外和病势深浅的一对纲领。它是相对的概念，如就躯壳与内脏而言，躯壳为表，内脏为里；就脏与腑而言，腑为表，脏为里；就经络与脏腑而言，经络为表，脏腑为里等。从病势深浅论，外感病者，病邪入里一层，病深一层；出表一层，病轻一层。这种相对概念的认识，在六经辨证和卫气营血辨证中尤为重要。以上是广义之表、里的概念。狭义的表、里，是指身体的皮毛、肌腠、经络为外，这些部位受邪，属于表证；脏腑、气血、骨髓为内，这些部位发病，统属里证。表里辨证，在外感病辨证中有重要的意义。它可以察知病情的轻重，明确病变部位的深浅，预测病理变化的趋势。表证病浅而轻，里证病深而重。表邪入里为病进，里邪出表为病退。了解病的轻重进退，就能掌握疾病的演变规律，取得治疗上的主动权，采取适当的治疗措施。

1. 表证

表证是指六淫、疫疠等邪气经皮毛、口鼻侵入时所产生的证候。多见于外感病的初期，一般起病急，病程短。

表证有两个明显的特点：一是外感时邪，由邪气入侵人体所引起；二是邪病轻。表证的病位在皮毛肌腠，病轻易治。

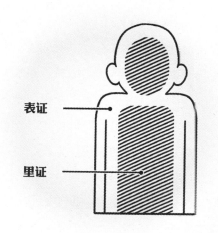

表证

里证

【临床表现】恶寒，发热，头身疼痛，舌苔薄白，脉浮，兼有鼻塞，流涕，咳嗽，喷嚏，咽喉痒痛等。

【证候分析】由于六淫邪气客于肌表，阻遏卫气的正常宣发，郁而发热。卫气受遏，失去温养肌表的功能。肌表得不到正常的温煦，故见恶寒。邪气郁滞经络，使气血运行不畅，致头身疼痛。肺主皮毛，鼻为肺窍，邪气从皮毛、口鼻而入肺，肺系皆受邪气，肺气失宣，故鼻塞、流涕、咳嗽、喷嚏、咽喉痒痛诸症常常并见。邪气在表，未伤及里，故舌苔可无变化，仍以薄白为主。正气奋起抗邪，脉气鼓动于外，故脉浮。

2. 里证

里证是疾病深在于里（脏腑、气血、骨髓）的一类证候。它与表证相对而言。多见于外感病的中、后期或内伤疾病。里证的成因大致有三种情况：一是表邪内传入里，侵犯脏腑所致；二是外邪直接侵犯脏腑而成；三是七情刺激，饮食不节，劳逸过度等因素，损伤脏腑，引起功能失调，气血逆乱而致病。

里证的范围甚广，除了表证以外，其他疾病都可以说是里证。里证的特点也可归纳为两点：一是病位深；二是病情一般较重。

【临床表现】里证病因复杂，病位广泛，症状繁多，常以或寒或热，或虚或实的形式出现。如壮热恶热或微热潮热，烦躁神昏，口渴引饮，或畏寒肢冷，倦卧神疲，口淡多涎，大便秘结，小便短赤或大便溏泄，小便清长，腹痛呕恶，舌苔厚，脉沉。

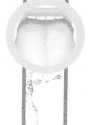

【证候分析】以上所列仅是寒热虚实各里证中可能出现的一些常见症状。就热型与寒象看，里证当是但热不寒或但寒不热，热可以是壮热恶热、微热潮热。壮热恶热是热邪入里，里热炽盛所致。微热潮热常见于内伤阴虚，虚火上炎。寒象表现为畏寒，得衣被可以缓解，此乃由于机体自身阳气不足或寒邪内侵，损伤阳气，阳虚生寒的结果。烦躁神昏是实热扰乱心神的表现。口渴引饮、小便短赤是实热耗伤津液所致。大便秘结则是由于热结肠道，津液枯竭，传导失司所致。阳气不足者，多见蜷卧神疲。虚寒者，即见口淡多涎。脾虚不运者，可见大便溏泄。腹属阴，为脏腑所居之处，腹痛呕吐、便秘溏泄、小便短赤或清长均是里证的标志。苔厚脉沉均为疾病在内之象。

3. 表证和里证的关系

人体的肌肤与脏腑，是通过经络的联系、沟通而表里相通的。疾病发展过程中，在一定的条件下，可以出现表里证错杂和相互转化，如表里同病，表邪入里，里邪出表等。

（1）表里同病

表证和里证在同一时期出现，称表里同病。这种情况的出现，除初病即见表证又见里证外，多因表证未罢，又及于里，或本病未愈，又加标病，如本有内伤，又加外感，或先有外感，又伤饮食等。

表里同病的出现，往往与寒热、虚实互见，如表寒里热、表热里寒、表虚里实、表实里虚等，详见寒热虚实辨证。

（2）表里出入

表邪入里：凡病表证，表邪不解，内传入里，称为表邪入里。多因机体抗邪能力降低，或邪气过盛，或护理不当，或误治、失治等因素所致。例如，凡病表证，本有恶寒发热，若恶寒自罢，不恶寒而反恶热，并见渴饮，舌红苔黄，尿赤等症，便是表邪入里的征象。

里邪出表：某些里证，病邪从里透达于外，称为里邪出表。这是由于治疗与护理得当，机体抵抗力增强的结果。例如，内热烦躁，咳逆胸闷，继而发热汗出，或斑疹白㾦外透，这是病邪由里达表的征象。

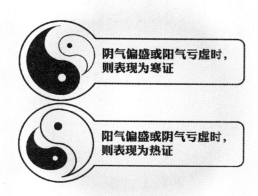

表邪入里表示病势加重；里邪出表反映邪有去路，病势减轻。掌握表里出入的变化，对于推断疾病的发展转归有重要意义。

寒热

寒热是辨别疾病性质的两个纲领。寒证与热证反映机体阴阳的偏盛与偏衰。阴盛或阳虚表现为寒证；阳盛或阴虚表现为热证。寒热辨证在治疗上有重要意义。《素问·至真要大论》说："寒者热之""热者寒之"。两者治法正好相反，所以寒热辨证，必须确切无误。

阴气偏盛或阳气亏虚时，则表现为寒证

阳气偏盛或阴气亏虚时，则表现为热证

1.寒证

寒证，是疾病的本质属于寒性的证候。可以由感受寒邪而致，也可以由机体自身阳虚阴盛而致。

由于寒证的病因与病位不同，又可分为不同的证型。如感受寒邪，侵犯肌表，或直中内脏，故有表寒、里寒之别。内寒的成因有寒邪入侵者，也有自身阳虚者，故又有实寒、虚寒之分。这里主要就寒证的共性进行分析。

【临床表现】各类寒证的临床表现不尽一致，但常见的表现为恶寒喜暖，面色㿠白，肢冷蜷卧，口淡不渴，痰涎、涕清稀，小便清长，大便稀溏，舌淡苔白润滑，脉迟或紧等。

【证候分析】阳气不足，或为外寒所伤，不能发挥其温煦形体的作用，故见形寒肢冷，蜷卧，面色㿠白。阴寒内盛，津液不伤，所以口淡不渴。阳虚不能温化水液，以致痰、涎、涕、尿等排出物皆为澄澈清冷。寒邪伤脾，或脾阳久虚，则运化失司而见大便稀溏。阳虚不化，寒湿内生，则舌淡苔白而润滑。阳气虚弱，鼓动血脉运行之力不足，故脉迟；寒主收引，受寒则脉道收缩而拘急，故见紧脉。

2. 热证

热证，是疾病的本质属于热性的证候。可以由感受热邪而致，也可以由机体自身阴虚阳亢而致。

根据热证的病因与病位的不同，亦可分不同的证型。如外感热邪或热邪入里，便有表热、里热之别。里热中，由实热之邪入侵或自身虚弱造成，则有实热和虚热之分。这里主要就热证的共性进行分析。

【临床表现】各类热证的证候表现也不尽一致，但常见的表现为恶热喜冷，口渴喜冷饮，面红目赤，烦躁不宁，痰、涕黄稠，吐血衄血，小便短赤，大便干结，舌红苔黄而干燥，脉数等。

【证候分析】阳热偏盛，则恶热喜冷。火热伤阴，津液被耗，故小便短赤，津伤则需引水自救，所以口渴喜冷饮。火性炎上，则见面红目赤。热扰心神，则烦躁不宁。津液被阳热煎熬，则痰涕等分泌物黄稠。火热之邪灼伤血络，迫血妄行，故吐血衄血。肠热津亏，传导失司，故见大便秘结。舌红苔黄为热证，舌干少津为伤阴，阳热亢盛，血行加速，故见数脉。

寒证、热证的鉴别

	寒证	热证
寒热喜恶	恶寒喜温	恶热喜凉
口渴	不渴	渴喜冷饮
面色	白	红
四肢	冷	热
大便	稀溏	秘结
小便	清长	短赤
舌象	舌淡苔白润	舌红苔黄
脉象	迟或紧	数

3. 寒热错杂

在同一病人身上同时出现寒证和热证，呈现寒热交错的现象，称为寒热错杂。寒热错杂有上下寒热错杂和表里寒热错杂的不同。

（1）上下寒热错杂

病人身体上部与下部的寒热性质不同，称为上下寒热错杂。包括上寒下热和上热下寒两种情况。上、下是一个相对的概念。如以膈为界，则胸为上，腹为下。而腹部本身上腹胃脘又为上，下腹膀胱、大肠、小肠等又属下。

上寒下热：病人在同一时间内，上部表现为寒，下部表现为热的证候。如胃脘冷痛，呕吐清涎，同时又兼见尿频、尿痛、小便短赤，此为寒在胃而热在膀胱之证候。此即中焦有寒，下焦有热，就其相对位置而言，中焦在下焦之上，所以属上寒下热。

上热下寒：病人在同一时间内，上部表现为热，下部表现为寒的证候。如病人胸中有热，肠中有寒，既见胸中烦热、咽痛口干的上热证，又见腹痛喜暖、大便稀溏的下寒证，此属上热下寒。

（2）表里寒热错杂

病人表里同病而寒热性质不同，称为表里寒热错杂。包括表寒里热和表热里寒两种情况。

表寒里热：病人表里同病，寒在表、热在里的一种证候。常见于本有内热，又外感风寒，或外邪传里化热而表寒未解的病证。如恶寒发热，无汗，头痛，身痛，气喘，烦躁，口渴，脉浮紧，即为寒在表而热在里的证候。

里寒表热：病人表里同病，表有热、里有寒的一种证候。常见于素有里寒而复感风热，或表热证未解，误下以致脾胃阳气损伤的病证。如平素脾胃虚寒，又感风热，临床上既能见到发热、头痛、咳嗽、咽喉肿痛的表热证，又可见到大便溏泄、小便清长、四肢不温的里寒证。

寒热错杂的辨证，除了要辨别上下表里的部位之外，关键在于分清寒热的多少。寒多热少者，应以治寒为主，兼顾热证；热多寒少者，应以治热为主，兼顾寒证。

4.寒热转化

（1）寒证转化为热证

病人先有寒证，后来出现热证，热证出现后，寒证便渐渐消失，这就是寒证转化为热证。多因机体阳气偏盛，寒邪从阳化热所致，也可见于治疗不当，过服温燥药物的病人。如感受寒邪，开始为表寒证，见恶寒发热，身痛，无汗，苔白，脉浮紧，病情进一步发展，寒邪入里热化，恶寒症状消退，而壮热、心烦口渴、苔黄、脉数等症状相继出现，这就表示其由表寒转化为了里热。

（2）热证转化为寒证

病人先有热证，后来出现寒证，寒证出现后，热证便渐渐消失，这就是热证转化为寒证。多因邪盛或正虚，正不胜邪，功能衰败所致；也见于误治、失治，损伤阳气者。这种转化可缓可急。如热痢日久，阳气日耗，转化为虚寒痢，这是缓慢转化的过程。若高热病人，由于大汗不止，阳从汗泄，或吐泻过度，阳随津脱，出现体温骤降，四肢厥冷，面色苍白，脉微欲绝等虚寒证（亡阳），这是急骤转化的过程。

寒热证的转化，反映邪正盛衰的情况。由寒证转化为热证，多为人体正气尚盛，寒邪郁而化热；热证转化为寒证，多属邪盛正虚，正不胜邪。

5.寒热真假

当寒证或热证发展到极点时，有时会出现与疾病本质相反的一些假象，如"寒极似热""热极似寒"，即所谓真寒假热、真热假寒。这些假象常见于病情危重者，如不注意，往往容易贻误生命。

（1）真寒假热

是指内有真寒，外见假热的证候。由于阴寒内盛，格阳于外，阴阳寒热格拒而成，故又称"阴盛格阳"，阴盛于内，格阳于外，形成虚阳浮越，阴极似阳的现象。如身热，面色浮红，口渴，脉大等似属热证，但病人身虽热却反欲盖衣被，渴欲热饮而饮不多，面红时隐时显，浮嫩如妆，不像实热之满面通红，脉大却按之无力，同时还可见到四肢厥冷，下利清谷，小便清长，舌淡苔白等症状。所以，热象是假，阳虚寒盛才是其本质。

（2）真热假寒

是指内有真热而外见假寒的证候。由于阳热内盛，阳气闭郁于内，不能布达于四末而形成，或者阳盛于内，拒阴于外，故也称为"阳盛格阴"。根据其阳热闭郁而致手足厥冷的特点，习惯上又称为"阳厥"或"热厥"。其内热愈盛则肢冷愈严重，即所谓"热深厥亦深"。如手足冷，脉沉等，似属寒证，但四肢冷而身热不恶寒反恶热，脉沉数而有力，更见烦渴喜冷饮，咽干，口臭，谵语，小便短赤，大便燥结或热痢下重，舌质红，苔黄而干等症。这种情况的手足厥冷、脉沉就是假寒的现象，而内热才是其本质。

虚实

虚、实是辨别邪正盛衰的两个纲领。虚指正气不足；实指邪气盛实。虚证反映人体正气虚弱而邪气不著；实证反映邪气过盛，而正气不虚，邪正相争剧烈。虚实辨证，可以掌握病人邪正盛衰的情况，为治疗提供依据。实证宜攻，虚证宜补。只有辨证准确，才能攻补适宜，免犯虚虚实实之误。

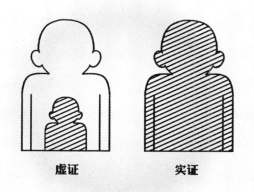

虚证　　　　　实证

1. 虚证

虚证是对人体正气虚弱各种临床表现的病理概括。虚证的形成，有先天不足、后天失养和疾病耗损等多种原因。

【临床表现】由于虚证的临床表现相当复杂，在此，仅介绍一些共同的、有规律性的表现。常见的表现为面色淡白或萎黄，精神萎靡、身疲乏力，心悸气短，形寒肢冷，自汗，大便滑脱，小便失禁，舌淡胖嫩，

脉虚沉迟，或为五心烦热，消瘦颧红，口咽干燥，潮热盗汗，舌红少苔，脉虚细数等。

【证候分析】虚证病机主要表现在伤阴或伤阳两个方面。若伤阳者，以阳气虚的表现为主。由于阳失温运，固摄无权，故见面色淡白，形寒肢冷，神疲乏力，心悸气短，大便滑脱，小便失禁等现象。若伤阴者，以阴精亏损的表现为主。由于阴不制阳，失去濡养、滋润的功能，故见五心烦热，面色萎黄或颧红，潮热盗汗等现象。阳虚则阴寒盛，故舌胖嫩，脉虚沉迟；阴虚则阳偏亢，故舌红少苔，脉细数。

2. 实证

实证是对人体感受外邪，或体内病理产物堆积而产生的各种临床表现的病理概括。实证的成因有两个方面：一是外邪侵入人体；二是脏腑功能失调以致痰饮、水湿、瘀血等病理产物停积于体内所致。随着外邪性质的差异、致病病理产物的不同，而有不同的证候表现。

【临床表现】由于实证的表现也是多种多样的，所以也只介绍一些共同的、有规律性的表现。常见的表现为发热，腹胀痛拒按，胸闷，烦躁，甚至神昏谵语，呼吸气粗，痰涎壅盛，大便秘结，或下利，里急后重，小便不利，淋沥涩痛，脉实有力，舌质苍老，舌苔厚腻。

【证候分析】邪气过盛，正气与之抗争，阳热亢盛，故发热，实邪扰心，或蒙蔽心神，故烦躁，甚则神昏谵语；邪阻于肺，则宣降失常而胸闷，喘息气粗。痰盛者，尚可见痰声漉漉。实邪积肠胃，则腑气不通，大便秘结，腹胀满痛拒按。湿热下攻，可见下痢里急后重，水湿内停；气化不得，所以小便不利。湿热下注膀胱，致小便淋漓涩痛。邪正相争，搏击于血脉，故脉盛有力。湿热蒸腾，则舌苔多见厚腻。

虚证、实证的鉴别

	虚证	实证
病程	较长（久病）	较短（新病）
体质	多虚弱	多壮实
精神	多萎靡	多兴奋
声息	声低息微	声高气粗

	虚证	实证
疼痛	喜按	拒按
胸腹胀满	按之不痛，胀满时减	按之疼痛，胀满不减
发热	多为潮热、高热	多为高热
恶寒	畏寒，添衣近火得温则减	恶寒，添衣近火得温不减
舌象	舌质嫩，苔少或无苔	舌质老，苔厚腻
脉象	无力	有力

3. 虚证和实证的关系

疾病是一个复杂的发展过程，由于体质、治疗、护理等因素的影响，虚证与实证常发生虚实错杂、虚实转化、虚实真假等证候表现。若不细察，容易误诊。

（1）虚实错杂

凡虚证中夹有实证，实证中夹有虚证，以及虚实并见者，都是虚实错杂证。如表虚里实，表实里虚，上虚下实，上实下虚等。虚实错杂的证候，由于虚和实错杂互见，所以在治疗上有攻补兼施法。但在攻补兼施中还要分别虚实的孰多孰少，从而用药有轻重主次之分。虚实错杂中根据虚实的多少分为实证夹虚、虚证夹实、虚实并重三种情况。

实证夹虚：此证常常发生于实证过程中正气受损者，亦可见于原来体虚而新感外邪者。其特点是以实邪为主，正虚为次。如《伤寒论》的白虎加人参汤证，本来是阳明经热盛，症见壮热、口渴、汗出、脉洪大。由于热邪伤及气阴，又出现口燥渴、心烦、背微恶寒等气阴两伤的症状，这就是邪实夹虚。治疗以白虎汤攻邪为主，再加人参兼扶正气。

虚证夹实：此证往往见于实证深重，拖延日久，正气大伤，余邪未尽者，亦可见于素体大虚而复感邪气者。其特点是以正虚为主，实邪为次。如春温病的肾阴亏损证，出现在温病的晚期，是邪热动烁肝肾之阴而呈现邪少虚多的证候。症见低热不退，口干，舌质干绛。治法以滋阴养液，扶正为主，兼清余热。

虚实并重：此证见于以下两种情况：一是原为严重的实证，迁延日久，正气大伤，而实邪未减者；二是原来正气甚弱，又感受较重邪气者。其特点是正虚与邪实均十分明显，病情较重。如小儿疳积，大便泄泻，贪食不厌，苔厚浊，脉细稍弦。病起于饮食积滞，损伤脾胃，虚实并见，治应消食化积与健脾同用。

（2）虚实转化

疾病的发展过程往往是邪正斗争的过程，邪正斗争在证候上的反映，主要表现为虚实的变化。在疾病过程中，有些本来是实证，由于病邪久留，损伤正气，而转为虚证；有些由于正虚，脏腑功能失常，而致痰、食、血、水等凝结阻滞为患，成为因虚致实证。如高热、口渴汗出、脉洪大之实热证，因治疗不当，日久不愈，可导致津气耗伤，而见肌肉消瘦，面色枯白，不欲饮食，虚羸少气，舌苔光剥，脉细无力等，已由实转虚。又如病本心脾气虚，常见心悸短气，久治未愈，突然心痛不止，这是气虚血滞导致心脉瘀阻之证，虚证已转变为实证，治当活血化瘀止痛。

（3）虚实真假

虚证和实证，有真假疑似之分，只有在辨证时从错杂的证候中辨别真假，去伪存真，才不致犯"虚虚实实"之戒。辨虚实真假与虚实错杂绝不相同，应注意审察鉴别。

真实假虚：指疾病本身属实证，但又出现一些"虚羸"的现象。如热结肠胃，痰食壅滞，大积大聚之实证，却见神情默默，身寒肢冷，脉沉伏或迟涩等。若仔细辨别则可以发现，神情虽默默，但语出则声高气粗；脉虽沉伏或迟涩，但按之有力；虽然形寒肢冷，但胸腹久按灼手。导致这类似虚表现的原因并不是病体虚弱，而是实邪阻滞经络，气血不能外达之故，因此称这类表现为假象，古人称之为"大实有羸状"。此时治疗仍应专力攻邪。

真虚假实：指疾病本质属虚证，但又出现一些"盛实"的现象。如素体脾虚，运化无力，而出现腹部胀满而痛，脉弦等。若仔细辨别可以发现，腹部胀满有时减轻，不似实证之常满不减；虽有腹痛，但喜按；脉虽弦，但重按则无力。导致这类似实表现的原因并不是实邪，而是身体虚弱的结果，故亦称之为假象，古人称之为"至虚有盛候"，治疗应用补法。

阴阳

阴、阳是八纲辨证的总纲。在诊断上，可根据临床上证候表现的病理性质，将一切疾病分为阴、阳两个主要方面。阴阳，实际上是八纲的总纲，它可概括其他六个方面的内容，即表、热、实属阳，里、寒、虚属阴。故有人称八纲为"二纲六要"。

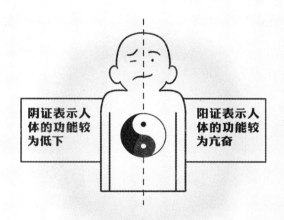

阴证表示人体的功能较为低下　　　　阳证表示人体的功能较为亢奋

1. 阴证

凡符合"阴"的一般属性的证候，称为阴证。如里证、寒证、虚证概属阴证范围。

【临床表现】不同的疾病，所表现的阴证不尽相同，各有侧重。常见的表现为面色暗淡，精神萎靡，身重蜷卧，形寒肢冷，倦怠无力，语声低怯，纳差，口淡不渴，大便稀溏，小便清长，舌淡胖嫩，脉沉迟，或弱或细涩。

【证候分析】精神萎靡、乏力、声低是虚证的表现。形寒肢冷，口淡不渴、大便溏、小便清长是里寒的表现。舌淡胖嫩、脉沉迟或弱细涩均为虚寒舌脉。

2. 阳证

凡符合"阳"的一般属性的证候，称为阳证。如表证、热证、实证概属于阳证范围。

【临床表现】不同的疾病，表现的阳证也不尽相同。常见的表现为面色红赤，恶寒发热，肌肤灼热，神烦，躁动不安，语声粗浊或骂詈无常，呼吸气粗，喘促痰鸣，口干渴饮，大便秘结、奇臭，小便涩痛、短赤，舌质红绛，苔黄黑生芒刺，脉浮数，或洪大，或滑实。

【证候分析】阳证是表证、热证、实证的归纳。恶寒发热并见属表证的特征。面色红赤、神烦躁动、肌肤灼热、口干渴饮为热证的表现。语声粗浊、呼吸气粗、喘促痰鸣、大便秘结等、又是实证的表现。舌质红绛，苔黄黑起刺，脉洪、大、数、滑、实均为实热之象。

阴证、阳证的鉴别

四诊	阴证	阳证
望	面色苍白或暗淡，身重蹉卧，倦怠无力，精神萎靡，舌淡胖嫩，舌苔润滑	面色潮红或通红，狂躁不安，口唇燥裂，舌红绛，苔黄燥或黑而生芒刺
闻	语声低微，静而少言，呼吸怯弱，气短	语声粗浊，烦而多言，呼吸气粗，喘促痰鸣
问	恶寒畏冷，喜温，食少乏味，不渴或喜热饮，小便清长或短少，大便溏泄气腥	身热，恶热，喜凉，恶食，心烦，口干渴引饮，小便短赤涩痛，大便干硬，或秘结不通，或有奇臭
切	腹痛喜按，肢凉，脉沉、细、迟、无力等	腹痛拒按，肌肤灼热，脉浮、洪、数、大、滑、有力等

3. 真阴不足

【临床表现】虚火时炎，面白颧赤，唇若涂丹，口燥，咽干心烦，手足心热，头晕眼花，耳鸣，腰腿酸软无力，骨蒸盗汗，发梦遗精，大便秘结，小便短少，脉细数无力，舌红干少苔。

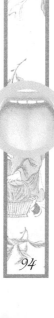

【证候分析】病程日久，损伤阴精，累及真阴，阴不制阳，致虚火上炎，出现阴虚证，故见面白颧赤，唇红，口燥，五心烦热，盗汗便秘，尿少，舌红干少苔，脉细数无力。同时由于病已伤及肾阴，故出现肾功能异常的症状。如肾主骨生髓的功能失常，可见头晕、眼花、腰腿酸软无力，骨蒸；耳失肾阴濡养，则耳鸣如蝉；肾主生殖，虚热内扰精室，故发梦遗精。

4. 真阳不足（肾阳不足）

【临床表现】面色㿠白，形寒肢冷，唇舌色淡，口淡多涎，喘咳身肿，自汗，头眩，不欲食，腹大胫肿，大便溏薄或五更泄泻，阳痿早泄，精冷不育，或宫冷不孕，舌淡胖嫩，苔白滑，脉沉迟无力。

【证候分析】病程日久，损伤阳气，累及真阳，阳不制阴，致阴寒内盛，出现阳虚证，故见面色㿠白，形寒肢冷，唇舌色淡，口淡多涎，自汗，不欲食，舌淡胖嫩，苔白滑，脉沉迟无力。同时由于病已伤及肾中之阳，故出现肾功能异常的症状。如肾主纳气、主水的功能失常，则见喘咳身肿，腹大胫肿。肾主生殖功能失常，则见阳痿早泄，精冷不育，宫冷不孕；肾虚火衰，主二便的功能失常，则见五更泄泻。

5. 亡阴与亡阳

亡阴、亡阳是疾病的危险证候，若辨证不当，或救治稍迟，则易危及生命。亡阴与亡阳是两个性质不同的病证。亡阴的根本原因是机体内大量脱失津液，从而导致亡阴；亡阳的主要病因是阳气亡脱。因为气可随液脱，亦可随血脱，所以亡阳也常见于汗、吐、下太过以及大出血之后，同时，许多疾病的危重阶段也可出现亡阳。由于阴阳是相互依存、互根互用的，所以亡阴可导致亡阳，而亡阳也可以致使阴液耗损。在临床上，应分别亡阴、亡阳之主次，及时救治。

（1）亡阴

【临床表现】身热肢暖，烦躁不安，口渴咽干，唇干舌燥，肌肤皱瘪，小便极少，舌红干，脉细数无力。通常还以大汗淋漓为亡阴的特征，其汗温、咸而稀（吐、下之亡阴，有时可无大汗出）。

【证候分析】阴液耗竭，失去濡润之功，故口渴咽干，唇干舌燥，肌肤皱瘪。津液化源告竭，故小便极少。阴虚则内热，故身热肢暖。虚热上犹，则烦躁不安。舌红干，脉细数无力均为津枯虚热之象。大汗淋漓多发生于原来为热病者，热邪逼迫则汗液外泄，也可见于治疗不当，发汗太过者。此时，大汗出既是亡阴之因，又是亡阴之症。

（2）亡阳

【临术表现】大汗出，汗冷、味淡微黏，身凉恶寒，四肢厥冷，蜷卧神疲，口淡不渴，或喜热饮，舌淡白润，脉微欲绝。

【证候分析】亡阳发生在各种原因所致的阳气虚弱以致亡脱的阶段。阳虚固摄无权，故腠理开而汗大出、汗冷、味淡微黏，此乃亡阳的主要表现。阳虚则寒，故身凉恶寒，四肢厥冷。人体功能活动低下，则见蜷卧神疲。口淡，舌淡白，脉微欲绝均为阳微虚寒之象。

第六章
病因辨证

　　辨证，就是分析、辨认疾病的证候。中医学中的"症""证""病"的概念是不同的，但三者之间又有着密切联系。所谓"症"，是指疾病的单个症状，以及舌象、脉象等体征。如发热、畏寒、口苦、胸闷、便溏、苔黄、脉弦等。"证"，是指证候，即疾病发展过程中，某一阶段所出现若干症状的病理概括。如感冒病人有风寒证、风热证的不同，所谓"风寒证"，是以病人出现恶寒发热，无汗，头身疼痛，舌苔薄白，脉浮紧，或鼻塞流清涕，咳嗽等症状的概括。它表示疾病在这一阶段的病因是感受风寒之邪，病位在表，病性属寒，处于邪盛正未衰等。由此可见，症是疾病的现象，证则反映疾病的本质，病是对疾病全过程特点与规律的概括。辨证是以脏腑、经络、病因、病机等基本理论为依据，通过对望、闻、问、切所获得的一系列症状，进行综合分析，辨明其病变部位、性质和邪正盛衰，从而作出诊断的过程。而临床上根据疾病的主要表现和特征，来确定疾病名的过程则称为辨病。

　　综上所述，"病"与"证"的确定，都是以症状为依据的。一病可以出现多证，一证可见于多病之中。因此，临床上必须辨证与辨病相结合，才能使诊断更加全面、准确。

　　历代医家通过长期临床实践，逐渐发展形成病因辨证、气血津液辨证、经络辨证、脏腑辨证、六经辨证、卫气营血辨证、三焦辨证等。这些辨证方法，虽有各自的特点和侧重，但在临床应用中是可以相互联系、互相补充的。其中病因辨证是着重从病因角度辨别证候，是外感病辨证的基础。脏腑辨证主要应用于杂病，是各种辨证的基础。六经、卫气营血和三焦辨证，主是是运用于外感热性病。经络辨证与气血津液辨证，是与脏腑辨证密切相关、相互补充的一种辨证方法。

　　病因辨证是以中医病因理论为依据，通过对临床资料的分析，识别

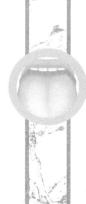

疾病属于何种因素所致的一种辨证方法。

病因辨证的主要内容，概括起来可分为六淫疫疠、七情、饮食劳逸以及外伤四个方面，其中六淫、疫疠属外感性病因，为人体感受自然界的致病因素而患病。七情为内伤性病因，常使气机失调而致病。饮食劳逸则是通过影响脏腑功能而致病。外伤属于人体受到外力损害出现的病变。

六淫包括风、寒、暑、湿、燥、火六种外来的致病邪气。六淫的致病特点为：一是与季节和居住环境有关，如夏季炎热，患暑病者较多；久居潮湿之地，易感受湿邪；二是六淫属外邪，多经口鼻、皮毛侵入人体，病初常见表证；三是六淫常相合致病，而在疾病发展过程中，又常常相互影响或转化。

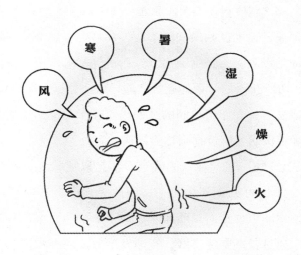

疫疠为自然界一种特殊的病邪，其致病具有传染性强、迅速蔓延流行的特点。

风淫证候

风证，是指因感受风邪而引起的一类病证。因风为百病之长，其性轻扬开泄，善行数变，故风证具有发病急、消退快、游走不定的特点。

【临床表现】发热恶风，头痛，汗出，咳嗽，鼻塞流涕，苔薄白，脉浮缓，或肢体颜面麻木不仁，口眼㖞斜，或颈项强直，四肢抽搐，或皮肤瘙痒。

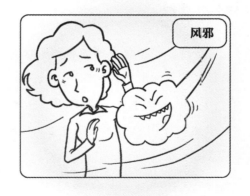
风邪

【证候分析】风邪袭表，伤人卫气，使腠理开合失常，故见发热恶风，头痛，汗出。风邪犯肺，肝气失宣，故见咳嗽，鼻塞流涕。脉浮缓，苔薄白均为风邪犯卫之象。风邪侵袭经络，经气阻滞不通，则见麻木，口眼㖞斜，强直，抽搐。风邪搏于皮肤，故见皮肤瘙痒。

寒淫证候

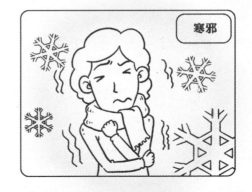
寒邪

寒证，是指因感受寒邪引起的一类病证。因寒为阴邪，其性清冷，凝滞收引，故易伤人阳气，阻碍气血运行。

【临床表现】恶寒发热，无汗，头痛，身痛，喘咳，鼻塞，苔白薄，脉浮紧，或手足拘急，四肢厥冷，脉微欲绝，或腹痛肠鸣，泄泻，呕吐等。

【证候分析】寒邪束表，清冷收引，腠理闭塞，卫阳之气被遏而不得宣发，故见发热恶寒，无汗；寒邪郁于经脉，则头痛，身痛；肺合皮毛，皮毛受邪，内舍于肺，肺失宣降，故喘咳，鼻塞；脉浮紧，苔薄白乃寒袭于表的征象。若寒邪郁结于经脉，损伤阳气，壅遏气机，则手足拘急；寒邪凝结，阳气不达四肢，则四肢厥冷；寒凝，气失温煦，筋脉收缩，而脉微欲绝。若寒中于里，损及脾胃之阳，升降失常，运化不利，则见腹痛，肠鸣，呕吐，泄泻。

暑淫证候

暑证，是指夏季感受暑邪所致的一类病证。因暑性炎热升散，故为病必见热象，最易耗气伤津，且暑多挟湿，常与湿邪相混成病。

【临床表现】伤暑者表现为感热，汗出，口渴，疲乏，尿黄，舌红，苔白或黄，脉象虚数。中暑者表现为发热，卒然昏倒，汗出不止，口渴，气急，甚或昏迷惊厥，舌绛干燥，脉濡数。

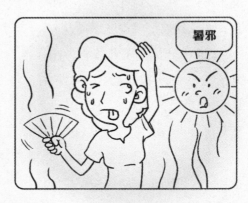

暑邪

【证候分析】伤暑，为感受暑湿之邪，汗出过多，耗伤津气所致。暑性炎热，蒸腾津液，则恶热，汗多而口渴，尿黄；暑病汗多，气随汗泄，故疲乏而脉虚数；暑挟湿邪，湿泛上焦，故苔白或黄。中暑，则是在夏令烈日之下劳动过久，暑热炎蒸，上扰清窍，内灼神明者，故见卒然昏倒。暑热灼气伤津，故发热，口渴，汗出，气急；暑热挟湿，蒙蔽清窍，内陷心包，则神昏；暑热伤津耗气，肝风内动，阳气不达四肢，则惊厥；暑热炽盛，营阴受灼，故见舌绛干燥，脉濡数。

湿淫证候

湿证，是指感受湿邪所致的一类病证。因湿性重着、黏滞，易阻碍气机，损伤阳气，故其病变常缠绵留着，不易速去。

【临床表现】伤湿，则头胀而痛，胸闷，口不渴，身重而痛，发热体倦，小便清

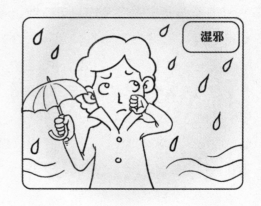

湿邪

长，舌苔白滑，脉濡或缓。冒湿，则头重如裹，遍体不舒，四肢懈怠，脉来濡弱。湿伤关节，则关节酸痛重着，屈伸不利。

【证候分析】伤湿，是湿邪犯表，发于多雨季节外感病初期，亦称表湿证。湿性重着黏滞，阴碍气机，清阳失宣，故见头胀而痛，胸闷，体倦，身重而痛等症状。湿邪与卫气相争，故发热，汗出而热不退。湿为阴邪，不伤津液，故口不渴。小便清长，舌苔白滑，脉濡或缓，均为湿邪为患之象。冒湿则是冒犯雾露，或感受湿邪，阳气被遏所致，湿在头部，清阳被困，故头重如裹。湿邪弥漫全身，阳气不得输布，则遍体不舒。四肢懈怠，脉来濡弱，亦为湿邪困遏之象。湿邪侵入关节，气血不畅，故酸痛；湿性重滞，故感受重着，临床称之为"着痹"。

燥淫证候

燥证，是指感受燥邪所致的一类病证。燥性干燥，容易伤津液，临床有凉燥与温燥之分。

【临床表现】凉燥者，症见恶寒重，发热轻，头痛，无汗，咳嗽，喉痒，鼻塞，舌白而干，脉浮。温燥者，症见身热，微恶风寒，头痛，少汗，口渴心烦，干咳痰少，甚或痰中带血，皮肤及鼻咽干燥，舌干苔黄，脉浮数。

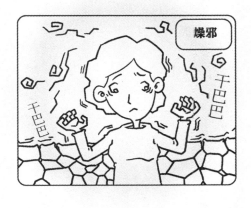

【证候分析】凉燥多因深秋气候转凉，燥邪与寒邪合而致病。燥寒袭于肺卫，故见恶寒重、发热轻、头痛、无汗等类似外感风寒表证的表现，又见咳嗽、鼻塞、咽痒舌干，脉浮等肺燥的表现。温燥则是秋初气候尚热，炎暑未消，气候干燥，燥热迫于肺里，灼伤津液. 故见发热、微恶风寒、头痛、少汗等类似风热表证的现象，又见干咳、痰黏量少、皮肤及咽干燥、口渴心烦等燥热伤津的症状。舌干苔黄，脉浮而数，均为燥热之象。

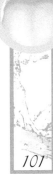

火淫证候

火证，是指广义火热病邪所致的一类病证。因火热之邪，其性燔灼急迫，为病常见全身或局部有显著热象，容易耗伤阴津，使筋脉失于滋润而动风，亦可迫血妄行而出血。

【临床表现】壮热，口渴，面红目赤，心烦，汗出，或烦躁谵妄，衄血，吐血，斑疹，或躁扰发狂，或见痈脓，舌质红绛，脉洪数或细数。

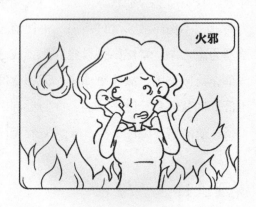

火邪

【证候分析】火热之邪侵入气分，则见壮热，口渴，面红目赤，脉洪数。若邪气在气分不解，进入营血，耗血动血，迫血妄行，则见吐血，衄血，发斑，发疹。火热壅盛，心肝受灼，则见躁扰发狂。火毒壅于血肉之间，积聚不散，肉腐血败而见痈脓。舌红绛，脉数均是火热深入营血之征象。

疫疬证候

疫疬又名温病，是指由感染瘟疫病毒而引起的传染性病证。疫疬致病的一个特点是有一定的传染源和传染途径。其传染源有二：一是自然环境，即通过空气传染；二是人与人互相传染，即通过接触传染。其传染途径是通过呼吸道与消化道。疫疬致病的另一特点是传染性强，死亡率高。

【临床表现】病初恶寒发热俱重，继之壮热，头身疼痛，面红或垢滞，口渴引饮，汗出，烦躁，甚则神昏谵语，四肢抽搐，舌红绛，苔黄厚干燥或苔白如积粉，脉数有力。

若兼有头面、颈部红肿疼痛，咽喉剧痛者，为大头瘟。兼有发热，咽喉红肿糜烂疼痛，全身遍布猩红色皮疹者，为烂喉痧。兼有咽喉肿痛，覆盖白膜，咳声嘶哑，状如犬吠，吞咽、呼吸困难者，为疫喉。若病初

恶寒发热，继而阵阵痉咳不止，咳剧则面色青紫，涕泪俱出，呕吐，咳止时伴有鸳鸯样叫声，多见于小儿者，为疫咳，又称为"顿咳""顿呛""百日咳"。兼有腹痛，下痢赤白脓血，里急后重，时时欲泻者，为疫毒痢。

【证候分析】疫疬之邪从口鼻而入，或内伏膜原，表里分传，故病初即见恶寒发热俱重，疫毒迅速弥漫三焦，则致壮热，头身疼痛。瘟毒疫疬之邪上攻，则见面红、舌红绛。若疫疬之邪上蒸于舌面，可致苔白如积粉，面色垢滞。热盛迫津外泄，故汗出量多。热扰神明，则见烦燥，重者神昏谵语。热极生风，筋脉拘急，可见四肢抽搐。

若风温毒邪壅滞于少阳胆经，致使气血壅滞于局部，而见头面、颈部红肿疼痛，咽喉剧痛。若疫毒壅滞于肺胃，上攻咽喉，则见咽喉红肿糜烂，舌体鲜红；疫毒外泄于肌肤，故见全身遍布猩红色皮疹。若燥火疫毒从口鼻而入，毒聚咽喉不散，则见咽喉肿痛；复生白膜，拭之不去；若白膜覆盖，阻滞气道，可致咳声嘶哑，状如犬吠，吞咽、呼吸困难。若内有伏痰，又感疫疬之邪，疫毒与痰互结，深伏于肺，致肺失清肃，肺气上逆，而见阵发性痉咳不止。咳剧则气机逆乱，可出现面色青紫，涕泪俱出，呕吐等症。若饮食不洁，湿热疫毒侵袭胃肠，阻滞气机，灼伤气血，可致腹痛，时时欲泻，里急后重，下痢赤白脓血。

七情证候

七情，即喜、怒、忧、思、悲、恐、惊七种情志活动。当精神刺激超越了病人自身的调节能力时，便可发生疾病。七情证候均见于内伤杂病。

情志致病有三个特点：一是由耳目所闻，直接影响脏腑气机，致脏腑功能紊乱，气血不和，阴阳失调。如怒则气上，恐则气下，惊则气乱，悲则气消，思则气结，喜则气缓。二是与个人性格、生活环境有关。如性格急躁者，易被怒伤；而性格孤僻者，常被忧思所伤。三是不同的情志变化，所影响的内脏也不同。如喜伤心、怒伤肝、思伤脾、悲伤肺、恐伤肾。

临床实践证明，情志所伤，能够影响内脏的功能，但至于具体影响哪一内脏，引起何种气机变化，则需要详细审察病情，从而作出更为准确的诊断。

【临床表现】过喜，可见精神恍惚，思维不集中，甚则神志错乱，语无伦次，哭笑无常，举止异常，脉缓；过怒，则见头晕或胀痛，面红目赤，口苦，胸闷，善叹息，急躁易怒，两胁胀满或窜痛，或呃逆，呕吐，腹胀，泄泻，甚则呕血，昏厥，脉弦；过思，可见头晕目眩，健忘心悸，倦怠，失眠多梦，食少，消瘦，腹胀便溏，舌淡，脉缓；过忧，则情志抑郁，闷闷不乐，神疲乏力，食欲不振，脉涩；过悲，见面色惨淡，时时吁叹饮泣，精神萎靡不振，脉弱；过恐，则少腹胀满，遗精、滑精，二便失禁；过惊，则情绪不安，表情惶恐，心悸失眠，甚至神志错乱，语言举止失常。

【证候分析】喜为心之志，过喜可使心气涣散，神不守舍，而见精神恍惚，思维不集中，重者神明失主，致神志错乱，语无论次，举止异常。

怒为肝之志，怒则气上，大怒可致肝失疏泄，气机不畅，而致两胁胀痛，胸闷，善叹息，或见急躁易怒。肝气横逆，克犯脾胃，胃失和降，则致呃逆，呕吐；脾气不升，则见腹胀泄泻。

肝气上逆，血随气升，气血并走于上，故致头晕，头痛，面红目赤，甚至气血蒙蔽清窍，而突然昏厥；血随气妄行，则见呕血。

思发于脾而成于心，思虑太过，可使脾气耗伤，心血亏虚。脾气虚则运化失司，则见食少，腹胀便溏。心血不足以养心，则致心悸，失眠多梦。形体不得气血濡养，则消瘦，倦怠，头晕目眩，健忘，舌淡，脉缓。

忧愁日久不解，耗伤脏腑之气，故见神疲乏力，食欲不振。过度悲哀，则使气消，故见面色惨淡，时时吁叹饮泣，精神萎靡不振。

恐则气下，极度恐骇，可使肾之精气下劫，肾气不固，则见遗精，滑精，二便失禁；下焦气机不畅，而见少腹胀满。

惊则气机逆乱，心神不能安藏，则情绪不安，表情惶恐，心悸失眠，重者神志错乱，语言举止失常。

七情证候表现在阴阳气血的变化

过喜	伤心	可见心神不安，或语无伦次，举止失常
过怒	伤肝	肝气逆而血乱，甚则血菀于上而神昏暴厥
过忧	伤肺	忧愁者气闭塞而不行，则闷闷不乐，久之伤及于脾，则食欲不佳，神疲乏力
过思	伤脾	心脾受伤则见怔忡、健忘、失眠、消瘦
过悲	伤肺	肺主气，肺伤则气消，而见面色惨淡，神气不足
过恐	伤肾	肾气亏虚，故见怵惕不安及恐如人将捕之
过惊	气乱	内动心神，神气被扰，则情绪不宁，甚或神志错乱

饮食所伤证

饮食所伤证，是指饮食不节而致脾、胃、肠功能紊乱的一类病证。

【临床表现】饮食伤在胃，则胃痛，恶闻食臭，纳食不佳，胸膈痞满，吞酸嗳腐，舌苔厚腻，脉滑有力。饮食伤在肠，则见腹痛泄泻，若误食毒品，则恶心呕吐，或吐泻交作，腹痛如绞，或见头痛、痉挛、昏迷等。

【证候分析】饮食过量，损伤脾胃的运化功能，致食物不能及时腐熟运化，胃气不降，浊气不得下行，则见恶闻食臭，纳食不佳，胸膈痞满，吞酸嗳腐等症状。饮食伤在胃，气滞不通，故胃痛。饮食伤在肠，影响小肠受承和大肠传导的功能，气机不利，则见腹痛，泄泻。误食毒品，骤伤胃肠，气机紊乱，则吐泻交作，甚至出现头痛、痉挛、昏迷等严重中毒的症状。

劳逸所伤证

劳逸所伤证，是指因体力或脑力过度劳累，或过度安逸所引起的一

类病证。

【临床表现】过劳，则倦怠乏力，嗜卧，懒言，食欲减退。过逸，则体胖行动不便，动则喘息，心悸气短，肢软无力。

【证候分析】过劳则气耗，致元气损伤而见倦怠乏力，嗜卧，懒言，饮食减退。过逸，则气血运行不畅，脂肪蓄积，身体肥胖，加之肥人多痰，痰湿内阻，故动则心悸气短、喘息等。

房室所伤证

房室所伤证，是指性生活过度，或早婚，产育过多，导致肾亏而表现为生殖系统疾患的病证。

【临床表现】头晕耳鸣，腰膝酸软，形体消瘦。男子遗精，早泄，阳痿；女子梦交，宫寒不孕，经少经闭，带下清稀量多。

【证候分析】肾精亏虚，不能滋养形体，则见消瘦，腰膝酸软。肾精受伤，无以生髓，脑髓不充，元神失养，故见头晕耳鸣。肾主生殖，阳虚火衰，故男子阳痿、早泄，女子宫寒不孕、经少经闭。肾虚则带脉不束，故带下清稀量多。阴虚不能制阳，虚火内生，扰动精室，故男子遗精，女子梦交。

第七章
气血津液辨证

气血津液辨证，是运用脏腑学说中气血津液的理论，分析气、血、津、液所反映的各科病证的一种辨证方法。

由于气、血、津、液都是脏腑功能活动的物质基础，而它们的生成及运行又有赖于脏腑的功能活动。因此，在病理上，脏腑发生病变，可以影响气血津液的变化；而气血津液的病变，也必然会影响脏腑的功能。所以，气血津液的病变与脏腑密切相关，气血津液辨证应与脏腑辨证互相参照。

气病辨证

气的病证很多，《素问·举痛论》说："百病生于气也"，指出了气病的广泛性。但气病临床可概括为气虚、气陷、气滞、气逆四种常见的证候。

1. 气虚证

气虚证，是指脏腑组织功能减退所表现的证候。常由久病体虚，劳累过度，年老体弱等因素引起。

【临床表现】少气懒言，神疲乏力，头晕目眩，自汗，活动时诸症加剧，舌淡苔白，脉虚无力。

【证候分析】本证以全身功能活动低下的表现为辨证要点。人体脏腑组织功能活动的强弱与气的盛衰有密切关系，气盛则功能旺盛，气衰则功能活动减退。由于元气亏虚，脏腑组织功能减退，故见气少懒言，神疲乏力；气虚清阳不升，不能温养头目，则头晕目眩；气虚毛窍疏松，卫外不固，则自汗；劳则耗气，故活动时诸症加剧；气虚无力鼓动血脉，血不上荣于舌，而见舌淡苔白；气虚运血无力，故见脉按之无力。

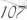

2. 气陷证

气陷证，是指气虚无力升举反而下陷的证候。多见于气虚证的进一步发展，或劳累、用力过度，损伤某一脏器所致。

【临床表现】头晕眼花，少气倦怠，久痢久泄，腹部有坠胀感，脱肛或子宫脱垂等内脏下垂，舌淡苔白，脉弱。

【证候分析】本证以内脏下垂为辨证要点。气虚功能衰退，故少气倦怠；清阳之气不能升举，所以头晕眼花；脾气下陷，清阳不升，则久痢久泄；气陷于下，以致诸脏器失其升举之力，故见腹部坠胀、脱肛、子宫或胃等内脏下垂；气虚则血亏，故舌淡苔白，脉弱。

3. 气滞证

气滞证，是指人体某一脏腑、部位气机阻滞，运行不畅所表现的证候。多由情志不舒，或邪气内阻，或阳气虚弱，温运无力等因素导致气机阻滞而成。

【临床表现】胀闷，疼痛，攻窜阵发。

【证候分析】本证以胀闷、疼痛为辨证要点。气机以畅顺为贵，气机郁滞，轻则胀闷，重则疼痛，而常攻窜发作，且郁滞于脏腑、经络、肌肉、关节，都能反映这一特点。同时由于引起气滞的原因不同，所以胀、痛出现的部位、性质也各有不同。如食积阻滞，则见脘腹胀闷疼痛；若肝气郁滞，则见胁肋窜痛。所以，辨气滞证应与辨因辨位相结合。

4. 气逆证

气逆证，是指气机升降失常，逆而向上所引起的证候。临床以肺胃之气上逆和肝气升发太过的病变为多见。

【临床表现】肺气上逆，则见咳嗽喘息；胃气上逆，则见呃逆，嗳气，恶心，呕吐；肝气上逆，则见头痛，眩晕，昏厥，呕血等。

【证候分析】本证以气机逆而向上为辨证要点。肺气上逆，多因感受外邪或痰浊壅滞，使肺气不得升发肃降，上逆而发喘咳。胃气上逆，可由寒饮、痰浊、食积等停留于胃，阻滞气机，或外邪犯胃，使胃失和降，气机上逆而为呃逆、嗳气、恶心、呕吐。肝气上逆，多因郁怒伤肝，肝气升发太过，气火上逆而见头痛、眩晕、昏厥；血随气逆而上涌，则见呕血。

血病辨证

血证表现很多，因病因不同而有寒、热、虚、实之别，其临床表现可概括为血虚、血瘀、血热、血寒四种证候。

1. 血虚证

血虚证，是指血液亏虚，脏腑百脉失养，表现全身虚弱的证候。血虚证的形成，多因禀赋不足；或脾胃虚弱，生化乏源；或各种急、慢性出血；或久病不愈；或思虑过度，暗耗阴血；或瘀血阻络，新血不生；或寄生虫病而致。

【临床表现】面白无华或萎黄，唇色淡白，爪甲苍白，头晕眼花，心悸失眠，手足发麻，妇女经血量少色淡，经期错后或闭经，舌淡苔白，脉细无力。

【证候分析】本证以面色、口唇、爪甲失其血色及全身虚弱为辨证要点。人体脏腑组织，赖血液之濡养，血盛则肌肤红润，体壮身强，血虚则肌肤失养，面、唇、爪、甲、舌体皆呈淡白色。血虚脑髓失养，睛目失滋，所以头晕眼花。心主血脉而藏神，血虚心失所养则心悸，神失滋养而失眠。经络失养则致手足发麻，脉道失充则脉细无力。女子以血为用，血液充盈，月经按期而至，血液不足，经血乏源，故经量减少，经色变淡，经期迁延，甚则闭经。

2. 血瘀证

血瘀证，是指因瘀血内阻所引起的一些证候。形成血瘀证原因为寒邪凝滞，以致血液瘀阻；或由气滞而引起血瘀；或因气虚推动无力，血液瘀滞；或因外伤及其他原因造成血液流溢脉外，不能及时排出和消散所致。

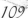

【临床表现】疼痛如针刺刀割，痛有定处，拒按，常在夜间加剧。肿块在体表者，色呈青紫；在腹内者，紧硬按之不移，称为癥积。出血反复不止，色泽紫暗，中夹血块，或大便色黑如柏油。面色黧黑，肌肤甲错，口唇爪甲紫暗，或皮下紫斑，或肤表丝状如缕，或腹部青筋外露，或下肢筋青胀痛等。妇女常见经闭。舌质紫暗，或见瘀斑、瘀点，脉细涩。

【证候分析】本证以痛如针刺，痛有定处，拒按，肿块，唇舌爪甲紫暗，脉涩等为辨证要点。由于瘀血阻塞经脉，不通则痛，故疼痛是瘀血证中最突出的一个症状。瘀血为有形之邪，阻碍气机运行，故疼痛剧烈如针刺，部位固定不移。由于夜间血行较缓，瘀阻加重，故夜间痛甚。瘀积不散而凝结，则可形成肿块，故外见肿块色青紫，内部肿块触之坚硬不消。出血是由于瘀血阻塞络脉，阻碍气血运行，致血涌络破，不循经而外溢，所出之血停聚不得，故色呈紫暗，或已凝结为血块。瘀血内阻，气血运行不利，肌肤失养，则见面色黧黑，肌肤甲错，口唇、舌体、指甲青紫色暗等。瘀血内阻，冲任不通，则发为经闭。丝状如缕、青筋显露、脉细涩等皆为瘀阻脉络，血行受阻之象。舌体紫暗，脉细涩，则为瘀血之征。

3. 血热证

血热证，是指脏腑火热炽盛，热迫血行所表现的证候。多因烦劳，嗜酒，恼怒伤肝，房室过度等因素引起。

【临床表现】咳血，吐血，尿血，衄血，便血，妇女月经先期，月经量多，血热，心烦，口渴，舌红绛，脉滑数。

【证候分析】本证以出血和全身热象为辨证要点。血热迫血妄行，血络受伤，故表现为各种出血及妇女月经过多等。火热炽盛，灼伤津液，故见身热，口渴。热扰心神，则见心烦。热迫血行，壅于脉络，则见舌红绛，脉滑数。

血分火热炽盛，有内伤、外感之别。此处所指血热主要为内伤杂病。在外感热病辨证中，热入血分的"血分证"亦是指血热，但与此处所指的血热在概念上完全不同。外感热病之血热，详见"卫气营血辨证"。

4.血寒证

血寒证，是指局部脉络寒凝气滞，血行不畅所表现的证候。常由感受寒邪引起。

【临床表现】手足或少腹冷痛，肤色紫暗发凉，喜暖恶寒，得温痛减，妇女月经衍期，痛经，经色紫暗，夹有血块，舌紫暗．苔白，脉沉迟涩。

【证候分析】本证以手足局部疼痛、肤色紫暗为辨证要点。寒为阴邪，其性凝结，寒邪客于血脉，则使气机凝滞，血行不畅，故见手足或少腹冷痛。血得温则行，得寒则凝，所以喜暖怕冷，得温痛减。寒凝胞宫，经血受阻，故妇女经期推迟，色暗有块。舌紫暗，脉沉迟涩，皆为寒邪阻滞血脉，气血运行不畅之象。

气血同病辨证

气血同病辨证，是用于既有气的病证，同时又兼见血的病证的一种辨证方法。

气和血具有相互依存、相互资生、相互为用的密切关系，因而在发生病变时，气血常可相互影响，既见气病，又见血病，即为气血同病。气血同病常见的证候有气滞血瘀、气虚血瘀、气血两虚、气不摄血、气随血脱等。

1.气滞血瘀证

气滞血瘀证，是指由于气滞不行以致血运障碍，而出现既有气滞又有血瘀的证候。多由情志不遂，或外邪侵袭，导致肝气久郁不解所引起。

【临床表现】胸胁胀满走窜疼痛，性情急躁，并兼见痞块刺痛拒按，妇女经闭或痛经，经色紫暗，夹有血块，乳房痛胀等，舌质紫暗或有紫斑，脉弦涩。

【证候分析】本证以病程较长和肝经部位的疼痛、痞块为辨证要点。肝主疏泄而藏血，具有条达气机、调节情志的功能。情志不遂，则肝气郁滞，疏泄失职，故见性情急躁，胸胁胀满走窜疼痛。气为血帅，气滞则血凝，故见痞块疼痛拒按，妇女闭经、痛经，经色紫暗有块，乳房胀痛等症。脉弦涩为气滞血瘀之象。

2. 气虚血瘀证

气虚血瘀证，是指既有气虚之象，同时又兼有血瘀的证候。多因久病气虚，运血无力而逐渐形成瘀血内停所致。

【临床表现】面色淡白或晦滞，身倦乏力，少气懒言，疼痛如刺，常见于胸胁，痛处不移，拒按，舌淡暗或有紫斑，脉沉涩。

【证候分析】本证虚中夹实，以气虚和血瘀的证候表现为辨证要点。面色淡白，身倦乏力，少气懒言，为气虚的表现。气虚运血无力，血行缓慢，终致瘀阻络脉，故面色晦滞。血行瘀阻，不通则痛，故疼痛如刺，拒按不移。临床以心肝病变为多见，故疼痛多出现在胸胁部位。气虚舌淡，血瘀紫暗，沉脉主里，涩脉主瘀，是为气虚血瘀证的常见舌脉。

3. 气血两虚证

气血两虚证，是指气虚与血虚同时存在的证候。多由久病不愈，气虚不能生血，或血虚无以化气所致。

【临床表现】头晕目眩，少气懒言，乏力自汗，面色淡白或萎黄，心悸失眠，舌淡而嫩，脉细弱等。

【证候分析】本证以气虚与血虚的证候表现共见为辨证要点。少气懒言，乏力自汗，为脾肺气虚之象；心悸失眠，为血不养心所致。血虚不能充盈脉络，故见唇甲淡白，脉细弱。气血两虚不得上荣于面、舌，则见面色淡白或萎黄，舌淡嫩。

4. 气不摄血证

气不摄血证，又称气虚失血证，是指因气虚而不能统血，气虚与失血并见的证候。多因久病气虚，失其摄血之功所致。

【临床表现】吐血，便血，皮下瘀斑，崩漏，气短，倦怠乏力，面色白而无华，舌淡，脉细弱等。

【证候分析】本证以出血和气虚证共见为辨证要点。气虚则统摄无权，以致血液离经外溢，溢于胃肠，便为吐血、便血；溢于肌肤，则见皮下瘀斑。脾虚统摄无权，冲任不固，故见月经过多或崩漏。气虚则气短，倦怠乏力，血虚则面白无华。舌淡，脉细弱，皆为气血不足之象。

5. 气随血脱证

气随血脱证，是指大出血时所引起阳气虚脱的证候。多由肝、胃、肺等脏器本有宿疾而脉道突然破裂，或外伤，或妇女崩中、分娩等引起。

【临床表现】大出血时突然面色苍白，四肢厥冷，大汗淋漓，甚至晕厥。舌淡，脉微细欲绝，或浮大而散。

【证候分析】本证以大量出血时，随即出现气脱表现为辨证要点。气脱阳亡，不能上荣于面，则面色苍白；不能温煦四肢，则手足厥冷；不能温固肌表，则大汗淋漓；神随气散，神无所主，则为晕厥。血失气脱，正气大伤，舌体失养，则舌淡，脉微细欲绝；阳气浮越外亡，则脉见浮大而散，病情危重。

津液病辨证

津液病辨证，是分析津液病证的辨证方法。津液病证，一般可概括为津液不足和水液停聚两个方面。

1. 津液不足证

津液不足证，是指由于律液亏少，失去其濡润滋养作用所出现的以化燥为特征的证候。多由燥热灼伤津液，或因汗、吐、下及失血等所致。

【临床表现】口渴咽干，唇燥而裂，皮肤干枯无泽，小便短少，大便干结，舌红少津，脉细数。

【证候分析】本证以皮肤、口唇、舌咽干燥及尿少便干为辨证要点。由于津亏，则使皮肤、口唇、舌咽失去濡润滋养，故呈干燥不荣之象。津伤则尿液化源不足，故小便短少；大肠失其濡润，故见大便秘结。舌红少津，脉细数，皆为津亏内热之象。

2. 水液停聚证

水液停聚证，是指水液输布、排泄失常所引起的痰饮、水肿等病证。凡外感六淫，内伤脏腑皆可导致本证发生。

（1）水肿

水肿，是指体内水液停聚，泛滥肌肤所引起的面目、四肢、胸腹，甚至全身浮肿的病证。临床将水肿分为阳水、阴水两大类。

①阳水：发病较急，水肿性质属实者，称为阳水。多为外感风邪，或水湿浸淫等因素引起。

【临床表现】眼睑先肿，继而头面，甚至遍及全身，小便短少，来势迅速，皮肤薄而光亮，并兼有恶寒发热，无汗，舌苔薄白，脉浮紧。或兼见咽喉肿痛，舌红，脉浮数。或全身水肿，来势较缓，按之没指，肢体沉重而困倦，小便短少，脘闷纳呆，恶心呕吐，舌苔白腻，脉沉。

【证候分析】本证以发病急，来势猛，先见眼睑、头面肿，上半身肿甚者为辨证要点。风邪侵袭，肺卫宣降失常，通调失职，以致风遏水阻，风水相搏，泛溢于肌肤而成水肿。风为阳邪，上先受之，风水相搏，故水肿起于眼睑、头面，继而遍及肢体。若伴见恶寒，发热，无汗，苔薄白，脉浮紧，为风水偏寒之象；如兼有咽喉肿痛，舌红，脉浮数，是风水偏热之象。若由水湿浸渍，脾阳受困，运化失常，水泛肌肤，阻塞不行，则渐致全身水肿。水湿内停，三焦决渎失常，膀胱气化失司，故见小便短少。水湿日甚而无出路，泛溢肌肤，所以肿势日增，按之没指。身重困倦，脘闷纳呆，泛恶欲呕，舌苔白腻，脉沉缓等，皆为湿盛困脾之象。

②阴水：发病较缓，水肿性质属虚者，称为阴水。多因劳倦内伤，脾肾阳衰，正气虚弱等因素引起。

【临床表现】身肿，腰以下为甚，按之凹陷不易恢复，脘闷腹胀，纳呆食少，大便溏稀，面色㿠白，神疲肢倦，小便短少，舌淡，苔白滑，脉沉缓。或水肿日益加剧，小便不利，腰膝冷痛，四肢不温，畏寒神疲，面色白，舌淡胖，苔白滑，脉沉迟无力。

【证候分析】本证以发病较缓，足部先肿，腰以下肿甚，按之凹陷不起为辨证要点。由于脾主运化水湿，肾主水，所以脾虚或肾虚均能导致水液代谢障碍，下焦水湿泛滥而为阴水。阴盛于下，故水肿起于足部，并以腰以下为甚，按之凹陷不起。脾虚及胃，中焦运化无力，故见脘闷纳呆，腹胀便溏。脾主四肢，脾虚水湿内渍，则神疲肢困。腰为肾之府，肾虚水气内盛，故腰膝冷痛。肾阳不足，命门火衰，不能温养肢体，故四肢厥冷，畏寒神疲。阳虚不能温煦于上，故见面色㿠白。舌淡胖，苔白滑，脉沉迟无力，均为脾肾阳虚，寒水内盛之象。

（2）痰饮

痰和饮是由于脏腑功能失调，以致水液停滞所产生的病证。

①痰证：痰证是指水液凝结，质地稠厚，停聚于脏腑、经络、组织之间而引起的病证。常由外感六淫，内伤七情，导致脏腑功能失调而产生。

【临床表现】咳嗽咯痰，痰质黏稠，胸脘满闷，纳呆呕恶，头晕目眩，或神昏癫狂，喉中痰鸣，或肢体麻木，见瘰疬、瘿瘤、乳癖、痰核等，舌苔白腻，脉滑。

【证候分析】本证临床表现多样，故古人有"诸般怪证皆属于痰"之说。在辨证上除掌握不同病变部位反应的特有症状外，一般可结合下列表现作为判断依据，即咯痰或呕吐痰涎，或神昏时喉中痰鸣，或肢体麻木，或见痰核，苔腻，脉滑等。

痰阻于肺，宣降失常，肺气上逆，则咳嗽咯痰。痰湿中阻，气机不畅，则见脘闷，纳呆呕恶等。痰浊蒙蔽清窍，清阳不升，则头晕目眩。痰迷心神，则见神昏，甚或发为癫狂。痰停经络，气血运行不畅，可见肢体麻木；停聚于局部，则可见瘰疬、瘿瘤、乳癖、痰核等。苔白腻，脉滑，皆为痰湿之象。

②饮证：饮证是指水饮质地清稀，停滞于脏腑、组织之间所表现的病证。多由脏腑功能衰退、障碍等原因引起。

【临床表现】咳嗽气喘，痰多而稀，胸闷心悸，甚或倚息不能半卧，或脘腹痞胀，水声漉漉，泛吐清水，或头晕目眩，小便不利，肢体浮肿，沉重酸困，苔白滑，脉弦。

【证候分析】本证主要以饮停心肺、胃肠、胸胁、四肢的病变为主。饮停于肺，肺气上逆，则见咳嗽气喘，胸闷或倚息，不能半卧。水饮凌心，心阳受阻，则见心悸。饮停胃肠，气机不畅，则脘腹痞胀，水声漉漉；胃气上逆，则泛吐清水。水饮留滞于四肢肌肤，则肢体浮肿，沉重酸困，小便不利。饮阻清阳，则头晕目眩。饮为阴邪，故苔白滑；饮阻气机，则脉弦。

第⑧章
脏腑辨证

　　脏腑辨证，是根据脏腑的生理功能，病理表现，对疾病证候进行归纳，借以推究病机，判断病变的部位、性质、正邪盛衰情况的一种辨证方法。它是临床各科的诊断基础，也是辨证体系中的重要组成部分。

　　脏腑辨证包括脏病辨证、腑病辨证及脏腑兼病辨证。其中脏病辨证是脏腑辨证的主要内容。临床上单纯的腑病较为少见，多与脏病有一定的关系。

肝与胆病辨证

　　肝位于右胁，胆附于肝，肝胆经脉相互络属，肝与胆相表里。肝主疏泄，主藏血，在体为筋，其华在爪，开窍于目，其气升发，性喜条达而恶抑郁。胆主贮藏排泄胆汁，以助消化，并与情志活动有关，因而有"胆主决断"之说。

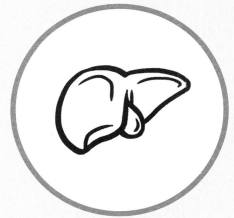

　　肝的病证有虚、实之分。虚证多见肝血、肝阴不足，实证多见于风阳妄动，肝火炽盛，以及湿、热、寒邪犯扰等。

　　肝的病变主要表现在疏泄失常，血不归藏，筋脉不利等方面。肝开窍于目，故多种目疾都与肝有关。肝的病变较为广泛和复杂，如胸胁少腹胀痛、窜痛，情志活动异常，头晕胀痛，手足抽搐，肢体震颤，以及目疾，月经不调，睾丸胀痛等，常与肝有关。胆病常见口苦发黄，失眠和胆怯易惊等情绪的异常。

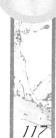

1. 肝气郁结证

肝气郁结证，是指肝失疏泄，气机郁滞而表现的证候。多因情志抑郁，或突然的精神刺激以及其他病邪的侵扰而发病。

【临床表现】胸胁或少腹胀闷窜痛，胸闷喜太息，情志抑郁易怒，或咽部梅核气，或颈部瘿瘤，或癥块。妇女可见乳房胀痛，月经不调，甚则闭经。

【证候分析】本证一般以情志抑郁，肝经所过部位发生胀闷疼痛，以及妇女月经不调等作为辨证要点。肝气郁结，经气不利，

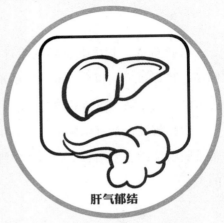
肝气郁结

故胸胁、乳房、少腹胀闷疼痛或窜动作痛。肝主疏泄，具有调节情志的功能，气机郁结，不得条达疏泄，则情志抑郁；久郁不解，失其柔顺舒畅之性，故情绪急躁易怒。气郁生痰，痰随气逆，循经上行，搏结于咽，则见梅核气；积聚于颈项则为瘿瘤。气病及血，气滞血瘀，冲任不调，故月经不调或经行腹痛，气聚血结，可酿成癥瘕。

2. 肝火上炎证

肝火上炎证，是指肝脏之火上逆所表现的证候。多因情志不遂，肝郁化火，或热邪内犯等引起。

【临床表现】头晕胀痛，面红目赤，口苦口干，急躁易怒，失眠或恶梦纷纭，胁肋灼痛，便秘尿黄，耳鸣如潮，吐血衄血，舌红苔黄，脉弦数。

【证候分析】本证一般以肝脉循行部位的头、目、耳、胁表现的实火炽盛症状作为辨证要点。

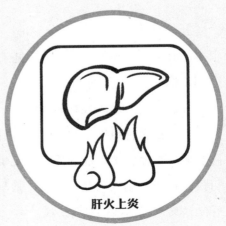
肝火上炎

肝火循经上攻头目，气血涌盛络脉，故头晕胀痛，面红目赤；如挟胆气上逆，则口苦口干；肝失条达柔顺之性，所以急躁易怒；火热内扰，神魂不安，则致失眠，恶梦纷纭，肝火内炽，气血壅滞肝部，则灼热疼痛；热盛耗津，故便秘尿黄；足少阳胆经入耳中，肝热移胆，循经上冲，则耳鸣如潮；火伤络脉，血热妄行，可见吐血衄血。舌红苔黄，脉弦数，为肝经实火炽盛之象。

3. 肝血虚证

肝血虚证，是指肝脏血液亏虚所表现的证候。多因脾肾亏虚，生化之源不足，或慢性病耗伤肝血，或失血过多所致。

【临床表现】眩晕耳鸣，面白无华，爪甲不荣，夜寐多梦，视力减退或雀目，或见肢体麻木，关节拘急不利，手足震颤，肌肉跳动，妇女常见月经量少、色淡，甚则经闭。舌淡苔白，脉弦细。

【证候分析】本证一般以筋脉、爪甲、两目、肌肤等失血濡养以及全身血虚的病理现象为辨

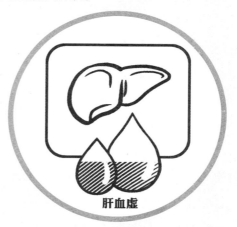

肝血虚

证要点。肝血不足，不能上荣头面，故眩晕耳鸣，面白无华；爪甲失养，则干枯不荣；血不足以安魂定志，故夜寐多梦；目失所养，所以视力减退，甚至雀盲。肝主筋，血虚筋脉失养，则见肢体麻木，关节拘急不利，手足震颤，肌肉跳动等虚风内动之象。妇女肝血不足，不能充盈冲任之脉，所以月经量少色淡，甚至闭经。舌淡苔白，脉弦细，为血虚常见之象。

4. 肝阴虚证

肝阴虚证，是指肝脏阴液亏虚所表现的证候。多由情志不遂，气郁化火，或慢性疾病、温热病等耗伤肝阴引起。

【临床表现】头晕耳鸣，两目干涩，面部烘热，胁肋灼痛，五心烦热，

潮热盗汗，口咽干燥，或见手足蠕动，舌红少津，脉弦细数。

【证候分析】本证一般以肝病症状和阴虚证共见为辨证要点。肝阴不足，不能上滋头目，则头晕耳鸣，两目干涩；虚火上炎，则面部烘热；虚火内灼，则见胁肋灼痛，五心烦热，潮热盗汗；阴液亏虚不能上润，则见口咽干

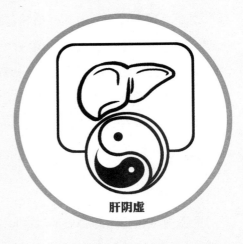

肝阴虚

燥；筋脉失养，则见手足蠕动。舌红少津，脉弦细数，均为阴虚内热之象。

5. 肝阳上亢证

肝阳上亢证，是指肝肾阴虚，不能制阳，致使肝阳偏亢所表现的证候。多因情志过极或肝肾阴虚，致使阴不制阳，水不涵木而发病。

【临床表现】眩晕耳鸣，头目胀痛，面红目赤，急躁易怒，心悸健忘，失眠多梦，腰膝酸软，头重脚轻，舌红少苔，脉弦有力。

【证候分析】本证一般以肝阳亢于上，肾阴亏于下的证候表现作为辨证要点。肝肾之阴不足，

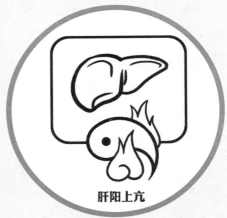

肝阳上亢

肝阳亢逆无制，气血上冲，则眩晕耳鸣，头目胀痛，面红目赤；肝失柔顺，故急躁易怒；阴虚心失所养，神不得安，则见心悸健忘，失眠多梦；肝肾阴虚，经脉失养，故腰膝酸软；阳亢于上，阴亏于下，上盛下虚，故头重脚轻；舌红少苔，脉弦有力，均为肝肾阴虚，肝阳亢盛之象。

肝气郁结、肝火上炎、肝阴不足、肝阳上亢四证的病机，常可互相转化，如肝气久郁，可以化火；肝火上炎，火热炽盛，可以灼烁肝阴；肝阴不足，可致肝阳上亢；而肝阳亢盛又可化火伤阴。所以，在辨证上

既要掌握其各自特征，又要分析其内在联系，这样才能作出准确判断。

肝气郁结、肝火上炎、肝阴不足、肝阳上亢四证的鉴别

	肝气郁结	肝火上炎	肝阴不足	肝阳上亢
性质	实证	热证	虚证	本虚标实
症状	胸胁或少腹胀闷窜痛，胸闷喜太息，易怒，妇女月经不调	头晕胀痛，耳鸣如潮，面红目赤，口苦口干，急躁易怒，不眠多梦，胁肋灼痛，便秘尿黄，吐血衄血	眩晕耳鸣，胁痛目涩，面部烘热，五心烦热，潮热盗汗，口咽干燥，手足蠕动	眩晕耳鸣，头目胀痛，面红目赤，急躁易怒，心悸健忘，失眠多梦，腰膝酸软，头重脚轻。
舌象	薄白	舌红苔黄	舌红少津	舌红少苔
脉象	弦	弦数	弦细数	弦而有力

6. 肝风内动证

肝风内动证，是指病人出现眩晕欲仆、震颤、抽搐等动摇不定症状为主要表现的证候。临床上常见肝阳化风、热极生风、阴虚动风、血虚生风四种。

（1）肝阳化风证

肝阳化风证，是指肝阳亢逆无制而表现动风的证候。多因肝肾之阴久亏，肝阳失潜而暴发。

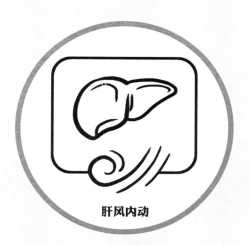

肝风内动

【临床表现】眩晕欲仆，头摇而痛，项强肢颤，语言謇涩，手足麻木，步履不正，或卒然昏倒，不省人事，口眼㖞斜，半身不遂，舌强不语，喉中痰鸣，舌红，苔白或腻，脉弦有力。

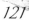

【证候分析】本证一般以病人平素具有肝阳上亢的表现结合突然出现肝风内动的症状为辨证要点。肝阳化风，肝风内旋，上扰头目，则眩晕欲仆，或头摇不能自制；气血随风阳上逆，壅滞络脉，故头痛不止；风动筋挛，则项强肢颤；肝脉络舌本，风阳扰络，则语言謇涩；肝肾阴虚，筋脉失养，故手足麻木；风动于上，阴亏于下，上盛下虚，所以步履不正；阳亢则灼液为痰，风阳挟痰上扰，清窍被蒙，则见突然昏倒，不省人事；风痰流窜脉络，经气不利，可见口眼㖞斜，半身不遂；痰阻舌根，则舌体僵硬，不能语言；痰随风升，故喉中痰鸣。舌红为阴虚之象；白苔示邪尚未化火，腻苔为挟痰之征；脉弦有力，是风阳扰动的表现。

（2）热极生风证

热极生风证，是指热邪亢盛引动肝风所表现的证候。多由邪热亢盛，燔灼肝经，热闭心神而发病。

【临床表现】高热神昏，躁热如狂，手足抽搐，颈项强直，甚则角弓反张，两目上视，牙关紧闭，舌红或绛，脉弦数。

【证候分析】本证以高热与肝风共见为辨证要点。热邪蒸腾，充斥三焦，故高热；热入心包，心神昏愦，则神昏，躁热如狂；热灼肝经，津液受烁，引动肝风，而见手足抽搐，颈项强直，角弓反张，两目上视，牙关紧闭等筋脉挛急的表现；热邪内扰营血，则舌色红绛；脉弦数，为肝经火热之象。

（3）阴虚动风证

阴虚动风证，是指阴液亏虚引动肝风表现的证候。多因外感热病后期阴液耗损，或内伤久病，阴液亏虚而发病。

本证的临床表现、证候分析属外感热病所致者，详见"卫气营血辨证"；属内伤病所致者，详见"肝阴虚证"。

（4）血虚生风证

血虚生风证，是指血虚筋脉失养所表现的动风证候。多由急、慢性出血过多，或久病血虚所引起。

肝风四证鉴别

	肝阳化风	热极生风	阴虚动风	血虚生风
性质	上实下虚证	热证	虚证	虚证
主症	眩晕欲仆,头摇肢颤,语言謇涩,或舌强不语,或卒然倒地,不省人事,半身不遂	手足抽搐,颈项强直,角弓反张,两目上视,牙关紧闭	手足蠕动	手足震颤,肌肉跳动,关节拘急不利,肢体麻木
兼症	头痛项强,手足麻木,步履不正	高热神昏,躁热如狂	午后潮热,五心烦热,口咽干燥,形体消瘦	眩晕耳鸣,面白无华,爪甲不荣
舌苔	舌红苔白或腻	舌红绛	舌红少津	舌淡苔白
脉象	弦而有力	弦数有力	弦细数	细

7. 寒凝肝脉证

寒凝肝脉证,是指寒邪凝滞肝脉所表现的证候。多因感受寒邪而发病。

【临床表现】少腹牵引睾丸坠胀冷痛,或阴囊收缩引痛,受寒则甚,得热则缓,舌苔白滑,脉沉弦或迟。

【证候分析】本证以少腹牵引阴部坠胀冷痛为辨证要点。肝脉

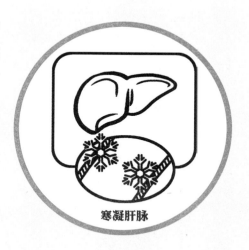

寒凝肝脉

绕阴器,抵少腹,寒凝经脉,气血凝滞,故见少腹牵引睾丸冷痛。寒为阴邪,性主收引,筋脉拘急,可致阴囊收缩引痛。寒则气血凝涩,热则气血通利,故疼痛遇寒加剧,得热则减。阴寒内盛,则苔见白滑;脉沉主里,弦主肝病,迟为阴寒,是为寒滞肝脉之象。

8. 肝胆湿热证

肝胆湿热证，是指湿热蕴结肝胆所表现的证候。多由感受湿热之邪，或偏嗜肥甘厚腻，酿湿生热，或脾胃失健，湿邪内生，郁而化热所致。

【临床表现】胁肋胀痛，或有痞块，口苦，腹胀，纳少呕恶，大便不调，小便短赤，舌红，苔黄腻，脉弦数；或寒热往来，身目发黄，阴囊湿疹，睾丸肿胀热痛，带浊阴痒等。

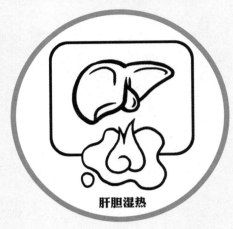

肝胆湿热

【证候分析】本证以右胁肋部胀痛，纳呆，尿黄，舌红苔黄腻为辨证要点。湿热蕴结肝胆，肝气失于疏泄，气滞血瘀，故胁肋痛，或见痞块。肝木横逆侮土，脾运失健，胃失和降，故纳少，呕恶，腹胀。胆气上溢，可见口苦。湿热蕴内，湿重于热则大便偏溏，热重于湿则大便不爽。膀胱气化失司，则小便短赤。邪居少阴，枢机不利，则寒热往来。胆汁不循常道而外溢肌肤，则身目发黄。肝脉绕阴器，湿热随经下注，则见阴部湿疹或睾丸肿胀热痛，妇女则见带浊阴痒。舌红，苔黄腻，脉弦数，均为湿热内蕴肝胆之象。

9. 胆郁痰扰证

胆郁痰扰证，是指胆失疏泄，痰热内扰所表现的证候。多由情志不遂，疏泄失职，生痰化火而引起。

【临床表现】头晕目眩耳鸣，惊悸不宁，烦躁不寐，口苦呕恶，胸闷太息，舌苔黄腻，脉弦滑。

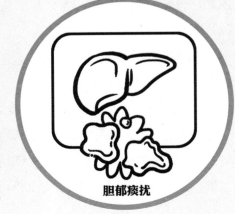

胆郁痰扰

【证候分析】本证一般以眩晕耳鸣或惊悸失眠、舌苔黄腻为辨证要点。胆脉络头目入耳，痰浊上扰，故头晕目眩，耳鸣。胆为清静之腑，痰热内扰，则胆气不宁，故见惊悸不宁，烦躁不寐。胆气郁滞，则见胸闷善太息。热蒸胆气上溢，则见口苦，胆热犯胃，胃失和降，则泛恶呕吐。舌苔黄腻，脉弦滑，均为痰热内蕴之象。

心与小肠病辨证

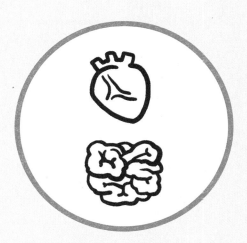

心居胸中，为君主之官。其经脉下络小肠，两者相为表里，心主血脉，又主神志，开窍于舌。小肠具有分清泌浊和受盛化物的功能。

心的病证有虚实之分。虚证多由久病伤正，禀赋不足，思虑伤心等因素，导致心气、心阳受损，心阴、心血亏耗；实证多由痰阻、火扰、寒凝、瘀滞、气郁等引起。

心的病变主要表现为血脉运行失常及精神意识思维改变等方面。如心悸、心痛、失眠、神昏、精神错乱、脉结代或促等症常是心病的表现。小肠的病变主要反映在清浊不分、转输障碍等方面，如小便失常、大便溏泄等。

1. 心气虚、心阳虚与心阳暴脱证

心气虚证，是指心脏功能减退所表现的证候。凡禀赋不足，年老体衰，久病或劳心过度均可引起此证。

心阳虚证，是指心阳虚衰所表现的证候。凡心气虚甚，寒邪伤阳，汗下太过等均可引起此证。

心阳暴脱证，是指心阳衰极，阳气欲脱所表现的证候。凡病情危重，危症险症均可出现此证。

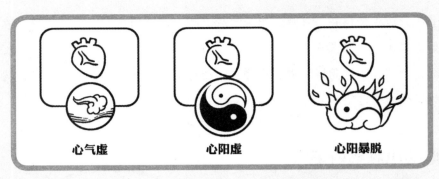

心气虚　　　　　　心阳虚　　　　　　心阳暴脱

【临床表现】心悸怔忡，胸闷气短，活动后加重，面色淡白或㿠白，或有自汗，舌淡苔白，脉虚者，为心气虚；若兼见畏寒肢冷，心痛，舌淡胖，苔白滑，脉微细者，为心阳虚；若突然冷汗淋漓，四肢厥冷，呼吸微弱，面色苍白，口唇青紫，神志模糊或昏迷者，则是心阳暴脱的危象。

【证候分析】心气虚证以心脏及全身功能活动衰弱为辨证要点；心阳虚证以在心气虚证的基础上出现虚寒症状为辨证要点；心阳暴脱证以在心阳虚的基础上出现虚脱亡阳症状为辨证要点。心气虚衰，心中空虚，惕惕而动，则心悸怔忡；心气不足，胸中宗气运转无力，则胸闷气短；劳累耗气，故活动后症状加重；气虚卫外不固，则自汗；气虚血运无力，不能上荣，则面色淡白或㿠白，舌淡苔白；血行失其鼓动，则脉虚无力。若病情进一步发展，气虚及阳，阳虚不能温煦肢体，故兼见畏寒肢冷；心阳不振，胸中阳气痹阻，故见心痛；舌淡胖，苔白滑，是阳虚寒盛之征；阳虚无力推动血行，脉道失充，则脉微细。若心阳衰败而暴脱，阳气衰亡不能卫外，则冷汗淋漓；不能温煦肢体，故四肢厥冷；心阳衰，宗气骤泄，故呼吸微弱；阳气外亡，无力推动血行，致络脉瘀滞，血液不能外荣肌肤，所以面色苍白，口唇青紫；心神失养涣散，则致神志模糊，甚则昏迷。

心气虚、心阳虚、心阳暴脱三证的鉴别

相同点		
心悸怔忡，胸闷气短，活动后加重，自汗		
不同点		
心气虚	心阳虚	心阳暴脱
面色淡白或㿠白，舌淡苔白，脉虚	畏寒肢冷，心痛，面色㿠白或晦暗，舌淡胖苔白滑，脉微细	突然冷汗淋漓，四肢厥冷，呼吸微弱，面色苍白，口唇青紫，神志模糊，或昏迷

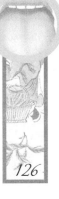

2. 心血虚与心阴虚证

心血虚证，是指心血不足，不能濡养心脏所表现的证候。心阴虚证，是指心阴不足，不能濡养心脏所表现的证候。二者常由久病耗损阴血，或失血过多，或阴血生成不足，或情志不遂，气火内郁，暗耗阴血等因素引起。

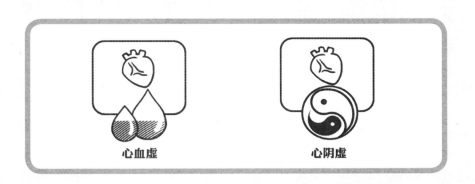

心血虚　　　　　　　　　心阴虚

【临床表现】心悸怔忡，失眠多梦，为心血虚与心阴虚的共有症状。若兼见眩晕，健忘，面色淡白无华或萎黄，口唇色淡，舌色淡白，脉细弱者，为心血虚；若兼见五心烦热，潮热盗汗，两颧发红，舌红少津，脉细数者，为心阴虚。

【证候分析】心血虚证以心病的常见症状与血虚证共见为辨证要点。心阴虚证以心病的常见症状与阴虚证共见为辨证要点。血属阴，心阴、心血不足，则心失所养，致心动不安，出现心悸怔忡；神失濡养，致心神不宁，出现失眠多梦。血与阴又同中有异，故血虚则不能濡养脑髓，而见眩晕健忘；不能上荣则见面白无华，唇舌色淡；不能充盈脉道则脉细弱。阴虚则阳亢，虚热内生，故五心烦热，午后潮热；寐则阳气入阴，津液受蒸则外流，而为盗汗；虚热上炎，则两颧发红，舌红少津；脉细主阴虚，脉数主有热，为阴虚内热之象。

3. 心火亢盛证

心火亢盛证，是指心火炽盛所表现的证候。凡五志、六淫化火，或因劳倦，或进食辛辣厚味，均能引起此证。

【临床表现】心中烦怒，夜寐不安，面赤口渴，溲黄便干，舌尖红绛，或生舌疮，脉数有力，甚则狂躁谵语，或见吐血衄血，或肌肤疮疡，红肿热痛。

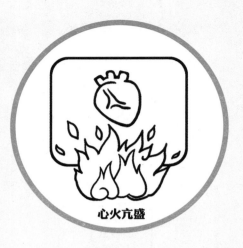

心火亢盛

【证候分析】本证以心及舌、脉等有关组织出现实火内炽的症状为辨证要点。心火内炽，心神被扰，则心中烦热，夜寐不安，甚则狂躁谵语。面赤口渴，溲黄便干，脉数有力，均为里热征象。心开窍于舌，心火亢盛，循经上炎，故舌尖红绛或生舌疮。心火炽盛，血热妄行，故见吐血衄血。火毒壅滞脉络，局部气血不畅，则见肌肤疮疡，红肿热痛。

4. 心脉痹阻证

心脉痹阻证，是指心脏脉络在各种致病因素作用下导致痹阻不通所表现的证候。常由年高体弱或病久正虚，以致瘀阻、痰凝、寒滞、气郁而引起。

【临床表现】心悸怔忡，心胸憋闷疼痛，痛引肩背内臂，时发时止。若痛如针刺，并见舌紫暗，有紫斑、紫点，脉细涩或结代者，为瘀阻心脉。若为闷痛，并见体胖痰多，身重困倦，舌苔白腻，脉沉滑者，为痰阻心脉。若剧痛暴作，并见畏寒肢冷，得温痛缓，舌淡苔白，脉沉迟或沉紧者，为

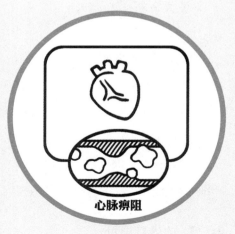

心脉痹阻

寒凝之象。若疼痛而胀，且发作时与情志有关，舌淡红，苔薄白，脉弦者，为气滞之证。

【证候分析】本证一般以胸部憋闷疼痛、痛引肩背内臂、时发时止为辨证要点。本证多因正气先虚，阳气不足，心失温养，故见心悸怔忡。由于阳气不足，血液运行无力，容易继发瘀血内阻、痰浊停聚、阴寒凝滞，气机阻滞等病理变化，以致心脉痹阻，气血不得畅通而发生心胸憋闷疼痛。手少阴心经循臂内，出腋下，故疼痛牵引肩背内臂，时发时止。

心脉痹阻证的病因鉴别

相同点			
心悸怔忡，心胸憋闷疼痛，痛引肩背内臂，时发时止			
不同点			
	瘀血内阻	痰浊停聚	阴寒凝滞	气机郁滞
疼痛特点	痛如针刺	闷痛较甚	突发剧痛，得温痛减	胀痛，发作与精神因素有关
症状	舌紫暗，有紫斑、紫点，脉细涩	体胖痰多，身重困倦，舌苔腻，脉沉滑	畏寒肢冷，舌淡苔白，脉沉迟或沉紧	舌淡红，苔薄白，脉弦

5. 痰迷心窍证

痰迷心窍证，是指痰浊蒙闭心窍所表现的证候。多因湿浊酿痰，或情志不遂，气郁生痰而引起。

【临床表现】面色晦滞，脘闷作恶，意识模糊，语言不清，喉有痰声，甚则昏不知人，舌苔白腻，脉滑；或精神抑郁，表情淡漠，神志痴呆，喃喃自语，举止失常；或突然昏仆，不省人事，口吐痰涎，喉中痰鸣，两目上视，手足抽搐，口中如作猪羊叫声。

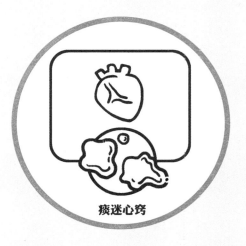

痰迷心窍

【证候分析】本证以神志不

清、喉有痰声、舌苔白腻为辨证要点。外感湿浊之邪，湿浊郁遏中焦，清阳不升，浊气上泛，故见面色晦滞；胃失和降，胃气上逆则脘闷作恶；湿邪留恋不化，酝酿成痰，痰随气升，则喉中痰鸣；痰迷心窍，神志受蒙，则意识模糊，语言不清，甚则不省人事；舌苔白腻，脉滑均为痰浊内盛之象。精神抑郁，表情淡漠，神志痴呆，喃喃自语，举止失常多由肝气郁结，气郁生痰，痰浊上蒙心窍所致，属于癫证。突然昏仆，不省人事，口吐痰涎，喉中痰鸣，两目上视，手足抽搐，口中如作猪羊叫声，为脏腑功能失调，痰浊内伏心脉，或痰涎上涌而致，属于痫证。

6. 痰火扰心证

痰火扰心证，是指痰火扰乱心神所出现的证候。多因五志化火，灼液成痰，痰火内盛，或外感邪热，挟痰内陷心包所致。

【临床表现】发热，气粗，面红目赤，痰黄稠，喉间痰鸣，躁狂谵语，舌红，苔黄腻，脉滑数；或见失眠心烦，痰多胸闷，头晕目眩；或见语言错乱，哭笑无常，不避亲疏，狂躁妄动，打人毁物，力逾常人。

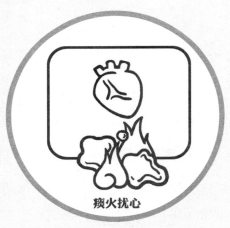

痰火扰心

【证候分析】本证外感、内伤皆可见到，其中外感热病以高热、痰盛、神志不清为辨证要点；内伤杂病中，轻者以失眠心烦，重者以神志狂乱为辨证要点。外感热病中，邪热蒸腾，充斥肌肤，故见高热；火热上炎，则面红目赤，呼吸气粗；邪热灼津为痰，故痰黄稠，喉间痰鸣；痰火扰心，心神昏乱，故躁狂谵语；舌红，苔黄腻，脉滑数均为痰火内盛之象。内伤病中，因痰火扰心而见失眠心烦；痰阻气道则见胸闷痰多；清阳被遏故见头晕目眩；若神志狂乱，气机逆乱，则发为狂证，出现语言错乱，哭笑无常，不避亲疏，狂躁妄动，打人毁物，力逾常人等。

7. 小肠实热证

小肠实热证，是指小肠里热炽盛所表现的证候。多由心热下移所致。

【临床表现】心烦口渴，口舌生疮，小便赤涩，尿道灼痛，尿血，舌红苔黄，脉数。

【证候分析】本证以心火热炽及小便赤涩灼痛为辨证要点。心与小肠相表里，小肠有分清泌浊的功能，使水液入于膀胱。心热下移小肠，故小便赤涩，尿道灼痛；热甚灼伤阴络，则可见尿血；心火内炽，热扰心神，则心烦；津为热灼，则口渴；心火上炎，则口舌生疮；舌红苔黄，脉数，均为里热之象。

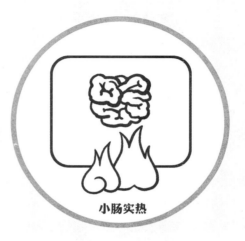

小肠实热

脾与胃病辨证

脾与胃共居中焦，经脉互为络属，具有表里的关系。脾主运化水谷，胃主受纳腐熟，脾升胃降，共同完成饮食物的消化吸收与精微的输布，为"气血生化之源""后天之本"。脾又具有统血、主四肢肌肉的功能。

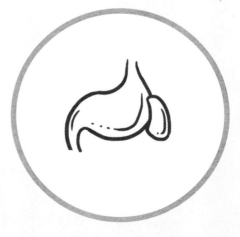

脾胃病证，皆有寒、热、虚、实之不同。脾的病变主要反映在运化功能的失常和统摄血液功能的障碍，以及水液潴留，清阳不升等方面；胃的病变主要反映在食不消化，胃失和降，胃气上逆等方面。脾病常见腹胀腹痛、泄泻便溏、浮肿、出血等症。胃病常见脘痛、呕吐、嗳气、呃逆等症。

1. 脾气虚证

脾气虚证，是指脾气不足，运化失健所表现的证候。多因饮食失调，劳累过度，以及其他急、慢性疾病耗伤脾气所致。

【临床表现】纳少腹胀，饭后尤甚，大便溏薄，肢体倦怠，少气懒言，面色萎黄或㿠白，形体消瘦或浮肿，舌淡苔白，脉缓弱。

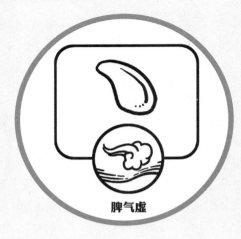

脾气虚

【证候分析】本证以运化功能减退和气虚证共见为辨证要点。脾气虚弱，运化无能，故纳少，水谷内停则腹胀，食入则脾气益困，故腹胀尤甚。水湿不化，流往肠中，则大便溏薄。脾气不足，久延不愈，可致营血亏虚，而致气血两虚，则形体逐渐消瘦，面色萎黄。舌淡苔白，脉缓弱，均为脾气虚弱之象。

2. 脾阳虚证

脾阳虚证，是指脾阳虚衰，阴寒内盛所表现的证候。多由脾气虚，或过食生冷，或肾阳虚，火不生土所致。

【临床表现】腹胀纳少，腹痛喜温喜按，畏寒肢冷，大便溏薄清稀，或肢体困重，或周身浮肿，小便不利，或白带量多质稀，舌淡胖，苔白滑，脉沉迟无力。

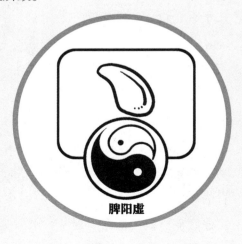

脾阳虚

【证候分析】本证以脾失健运和寒证表现为辨证要点。脾阳虚衰，运化失司，则腹胀纳少。中阳不足，寒凝气滞，故腹痛喜温喜热。阳虚无以温煦，所以畏寒而四肢不温。水湿不化，流注肠中，故大便溏薄，较脾气虚更为清稀，甚则完谷不化。中阳不振，水湿内停，膀胱气化失司，则小便不利；水湿流溢肌肤，则肢体困重，甚则全身浮肿；妇女带脉不固，水湿下渗，可见白带清稀量多。舌淡胖，苔白滑，脉沉迟无力，皆为阳虚湿盛之象。

3. 中气下陷证

中气下陷证，是指脾气亏虚，升举无力反而下陷所表现的证候。多由脾气虚，或久泄久痢，或劳累过度所致。

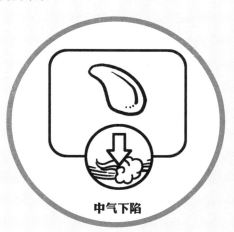

中气下陷

【临床表现】脘腹重坠作胀，食后尤甚，或便意频数，肛门坠重；或久痢不止，甚或脱肛；或子宫下垂；或小便浑浊如米泔。伴见气少乏力，肢体倦怠，声低懒言，头晕目眩，舌淡苔白，脉弱。

【证候分析】本证以脾气虚证和内脏下垂为辨证要点。脾气上升，能升发清阳和升举内脏，气虚升举无力，内脏无托，故脘腹重坠作胀，食入气陷更甚，脘腹更觉不舒。由于中气下陷，故时有便意，肛门重坠，或久痢不止，肛门外脱。脾气升举无力，可见子宫下垂。脾主散精，脾虚气陷，精微不能正常输布反而下流膀胱，故小便浑浊如米泔。中气不足，全身功能活动减退，所以少气乏力，肢体倦怠，声低懒言。清阳不升，则头晕目眩。舌淡苔白，脉弱，皆为脾气虚弱的表现。

4. 脾不统血证

脾不统血证，是指脾气亏虚，不能统摄血液所表现的证候。多由久病脾虚，或劳倦伤脾等引起。

【临床表现】便血，尿血，肌衄，齿衄，或妇女月经过多、崩漏等。常伴见食少便溏，神疲乏力，少气懒言，面色无华，舌淡苔白，脉细弱。

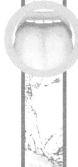

【证候分析】本证以脾气虚证和出血共见为辨证要点。脾有统摄血液的功能，脾气亏虚，统血无权，则血溢脉外。溢于肠胃，则为便血；渗于膀胱，则见尿血；血渗毛孔而出，则为肌衄；血由齿龈而出，则为齿衄。脾虚统血无权，冲任不固，则妇女月经过多，甚或崩漏。食少便溏，神疲乏力，少气懒言，面色无华，舌淡苔白，脉细弱，皆为脾气虚弱之象。

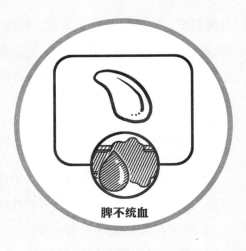

脾不统血

脾病虚证鉴别

相同点			
腹胀纳少，食后尤甚，便溏肢倦，少气懒言，面色萎黄			
不同点			
	脾气虚	脾阳虚	中气下陷	脾不统血
主症	形体或浮肿或消瘦	腹痛喜温喜按，肢冷尿少，或肢体困重，或浮肿，或带下清稀	脘腹坠胀，或便意频数，肛门重坠；或久痢脱肛；或子宫下垂；或小便浑浊如米泔	便血，尿血，肌衄，齿衄，或妇女月经过多、崩漏等
舌苔	舌淡苔白	舌淡胖，苔白滑	舌淡苔白	舌淡苔白
脉象	缓弱	沉迟无力	弱	细弱

5. 寒湿困脾证

寒湿困脾证，是指寒湿内盛，中阳受困而表现的证候。多由饮食不节，过食生冷，淋雨涉水，居处潮湿，以及内湿素盛等因素引起。

【临床表现】脘腹痞闷胀痛，食少便溏，泛恶欲吐，口淡不渴，头身困重，面色黄晦；或肌肤面目发黄，黄色晦暗如烟熏；或肢体浮肿，

小便短少。舌淡胖，苔白腻，脉
濡缓。

【证候分析】本证以脾的运化
功能障碍和寒湿中遏的表现为辨
证要点。寒湿内侵，中阳受困，
脾气被遏，运化失司，故脘腹痞
闷胀痛，食欲减退。湿注肠中，
则大便溏薄。胃失和降，故泛恶
欲吐。寒湿属阴邪，阴不耗液，

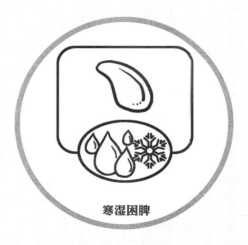

寒湿困脾

故口淡不渴。寒湿滞于经脉，故见头身困重。湿阻气滞，气血不能外荣，
故见面色黄晦。脾为寒湿所困，阳气不宣，胆汁随之外泄，故肌肤面目
发黄，黄色晦暗如烟熏。湿泛肌肤，可见肢体浮肿；膀胱气化失司，则
小便短少。舌淡胖，苔白腻，脉濡缓，皆为寒湿内盛的表现。

6. 湿热蕴脾证

湿热蕴脾证，是指湿热内蕴中焦所表现的证候。常因感受湿热外邪，
或过食肥甘厚味，酿湿生热所致。

【临床表现】脘腹痞闷，纳呆
呕恶，便溏尿黄，肢体困重，或
面目肌肤发黄，色泽鲜明如橘子，
皮肤发痒，或身热起伏，汗出热
不解，舌红苔，黄腻，脉濡数。

【证候分析】本证以脾的运化
功能障碍和湿热内阻的症状为辨
证要点。湿热蕴结脾胃，受纳运
化失职，升降失常，故脘腹痞闷，

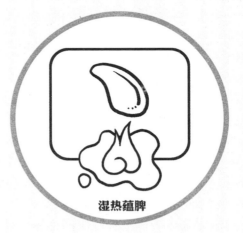

湿热蕴脾

纳呆呕恶。脾为湿困，则肢体困重。湿热蕴脾，交阻下迫，故大便溏泄，
小便短赤。湿热内蕴，熏蒸肝胆，致胆汁不循常道，外溢肌肤，故皮
肤发痒，面目肌肤发黄，其色鲜明如橘子。湿遏热伏，热处湿中，湿

热郁蒸，故身热起伏，汗出而热不解。舌红，苔黄腻，脉濡数，均为湿热内盛之象。

7. 胃阴虚证

胃阴虚证，是指胃阴不足所表现的证候。多由胃病久延不愈，或热病后期阴液未复，或平素嗜食辛辣，或情志不遂，气郁化火使胃阴耗伤而致。

【临床表现】胃脘隐痛，饥不欲食，口燥咽干，大便干结，或脘痞不舒，或干呕呃逆，舌红少津，脉细数。

【证候分析】本证以胃病的常见症状和阴虚证共见为辨证要点。胃阴不足，则胃阳偏亢，虚热内生，热郁胃中，胃气不和，致脘部隐痛，饥不欲食。胃阴亏

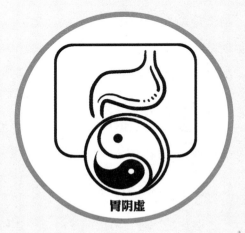

胃阴虚

虚，上不能滋润咽喉，则口燥咽干；下不能濡润大肠，故大便干结。胃失阴液滋润，胃气不和，可见脘痞不舒，阴虚热扰，胃气上逆，可见干呕呃逆。舌红少津，脉细数，均是阴虚内热的征象。

8. 食滞胃脘证

食滞胃脘证，是指食物停滞胃脘，不能腐熟所表现的证候。多由饮食不节，暴饮暴食，或脾胃素弱，运化失司等因素引起。

【临床表现】胃脘胀闷疼痛，嗳气吞酸或呕吐酸腐食物，吐后胀痛得减，或矢气便溏，泻下物酸腐臭秽，舌苔厚腻，脉滑。

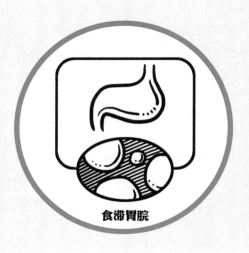

食滞胃脘

【证候分析】本证以胃脘胀闷疼痛、嗳腐吞酸为辨证要点。胃气以降为顺，食停胃脘，胃气郁滞，则脘部胀闷疼痛。胃失和降而上逆，故见嗳气吞酸或呕吐酸腐食物。吐后实邪得消，胃气通畅，故胀痛徐减。食浊下移，积于肠道，可致矢气频频，臭如败卵，泻下物酸腐臭秽。舌苔厚腻，脉滑，均为食浊内积之象。

9. 胃寒证

胃寒证，是指阴寒凝滞胃腑所表现的证候。多由腹部受凉，过食生冷，劳倦伤中，复感寒邪所致。

【临床表现】胃脘冷痛，轻则绵绵不已，重则拘急剧痛，遇寒加剧，得温则减，口淡不渴，口泛清水，或恶心呕吐，或伴见胃中水声漉漉，舌苔白滑，脉弦或迟。

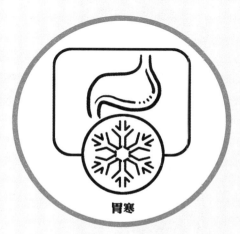

胃寒

【证候分析】本证以胃脘疼痛和寒证表现共见为辨证要点。寒邪在胃，胃阳被困，故胃脘冷痛。寒则邪更盛，温则寒气散，故遇寒痛增而得温则减。胃气虚寒，不能温化精微，致水液内停而为水饮，饮停于胃，振之可闻胃部漉漉水声；水饮不化随胃气上逆，可见口淡不渴，口泛清水，或恶心呕吐。舌苔白滑，脉弦或迟，均为内有寒饮的表现。

10. 胃热证

胃热证，是指胃火内炽所表现的证候。多因平素嗜食辛辣肥腻，化热生火，或情志不遂，气郁化火，或热邪内犯等所致。

【临床表现】胃脘灼痛，吞酸嘈杂，或食入即吐，或渴喜冷饮，消谷善饥，或牙龈肿痛齿衄口臭，大便秘结，小便短赤，舌红苔黄，脉滑数。

【证候分析】本证以胃病常见症状和热证表现共见为辨证要点。热炽胃中，胃气不畅，故胃脘灼痛。肝经郁火横逆犯胃，则吞酸嘈杂，呕吐，或食入即吐。胃热炽盛，耗津灼液，则渴喜冷饮；功能亢进，则消谷善饥。胃络于龈，胃火循经上熏，气血壅滞，故见牙龈肿痛，口臭。血络受伤，血热妄行，可见齿衄。热盛伤津耗液，故见大便秘结，小便短赤。舌红苔黄，脉滑数，均为胃热内盛之象。

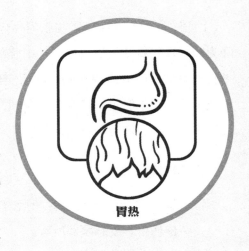

胃热

胃病寒、热、虚、实的鉴别

	胃寒	胃热	胃阴虚	食滞胃脘
疼痛性质	冷痛	灼痛	隐痛	胀痛
呕吐	清水	食入即吐	干呕	酸腐食物
口味与口渴	口淡不渴	渴喜冷饮	口咽干燥	口中酸腐
大便	溏薄	秘结	干结	酸臭
舌象	舌淡苔白滑	舌红苔黄	舌红少苔	舌厚腻
脉象	沉迟	滑数	细数	滑

肺与大肠病辨证

　　肺居胸中，经脉下络大肠，与大肠相为表里。肺主气，司呼吸，主宣发肃降，通调水道，外合皮毛，开窍于鼻。大肠主传导、排泄糟粕。

　　肺的病证有虚实之分，虚证

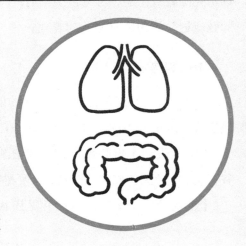

多见气虚和阴虚，实证多见风、寒、燥、热等邪气侵袭或痰湿阻肺所致。大肠病证有湿热内侵、津液不足以及阳气亏虚等。

　　肺的病变主要为气失宣降，肺气上逆，或腠理不固及水液代谢障碍，临床上往往出现咳嗽、气喘、胸痛、咯血等症状。大肠的病变主要是传导功能失常，主要表现为便秘与泄泻。

1. 肺气虚证

　　肺气虚证，是指肺气不足和卫表不固所表现的证候。多由久病咳喘，或气生化不足所致。

　　【临床表现】咳喘无力，气少不足以息，动则益甚，体倦懒言，声音低怯，痰多清稀，面色㿠白，或自汗畏风，易于感冒，舌淡苔白，脉虚弱。

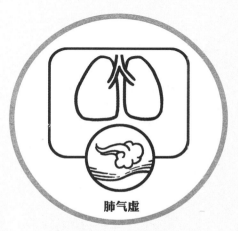

肺气虚

　　【证候分析】本证一般以咳喘无力、气少不足以息和全身功能活动减弱为辨证要点。肺主气，司呼吸，肺气不足则咳喘气短，气少不足以息，且动则耗气，所以喘息益甚。肺气虚则体倦懒言，声音低怯。肺气虚不能输布津液，聚而成痰，故痰多清稀。面色㿠白为气虚证的常见症状。肺气虚不能宣发卫气于肌表，腠理不固，故自汗畏风，易于感冒。舌淡苔白，脉虚弱，均为气虚之象。

2. 肺阴虚证

　　肺阴虚证，是指肺阴不足，虚热内生所表现的证候。多由久咳伤阴，痨虫袭肺，或热病后期阴津损伤所致。

　　【临床表现】干咳无痰，或痰少而黏，口燥咽干，形体消瘦，午后潮热，五心烦热，盗汗，颧红，甚则痰中带血，声音嘶哑，舌红少津，脉细数。

【证候分析】本证以肺病常见症状和阴虚内热证共见为辨证要点。肺阴不足，虚火内生，灼液成痰，胶固难出，故干咳无痰，或痰少而黏。阴液不足，上不能滋润咽喉，则口燥咽干；外不能濡养肌肉，则形体消瘦。虚热内炽，则午后潮热，五心烦热。热扰营阴为盗汗，虚热上炎则颧红。

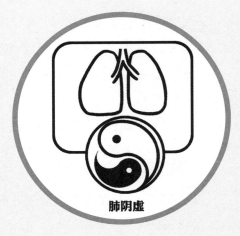
肺阴虚

肺络受灼，络伤血溢则痰中带血。喉失津润，则声音嘶哑。舌红少津，脉细数，皆为阴虚内热之象。

3. 风寒犯肺证

风寒犯肺证，是指风寒外袭，肺卫失宣所表现的证候。

【临床表现】咳嗽，痰稀色白，鼻塞流清涕，微恶寒，轻度发热，无汗，苔白，脉浮紧。

【证候分析】本证以咳嗽兼见风寒表证为辨证要点。感受风寒，肺气被束，不得宣发，逆而为咳。寒属阴邪，故痰液稀薄色白。肺气失宣，鼻窍通气不畅，致鼻塞流清涕。邪客肺卫，卫气郁遏则

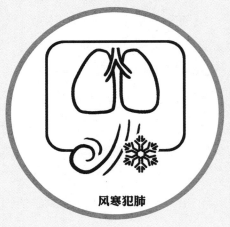
风寒犯肺

恶寒，正气抗邪则发热，毛窍郁闭则无汗。舌苔白，脉浮紧，均为感受风寒之象。

4. 风热犯肺证

风热犯肺证，是指风热侵犯肺系，肺卫失宣所表现的证候。

【临床表现】咳嗽，痰稠色黄，鼻塞流黄浊涕，身热，微恶风寒，

口干咽痛，舌尖红，苔薄黄，脉浮数。

【证候分析】本证以咳嗽与风热表证共见为辨证要点。风热袭肺，肺失清肃，则咳嗽。热邪煎灼津液，故痰稠色黄。肺气失宣，鼻窍津液为风热所熏，故鼻塞不通，流黄浊涕。肺卫受邪，卫气抗邪则发热，卫气被遏故恶风寒。

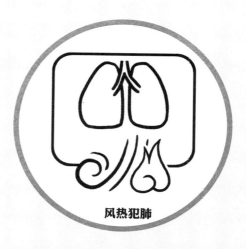

风热犯肺

风热上扰，津液被耗，则口干咽痛。舌尖候上焦病变，肺受风热侵袭，故见舌尖发红；苔薄黄，脉浮数，皆为风热之象。

5. 燥邪犯肺证

燥邪犯肺证，是指秋令燥邪犯肺，耗伤津液，侵犯肺卫所表现的证候。

【临床表现】干咳无痰，或痰少而黏，不易咳出，唇、舌、咽、鼻干燥欠润，或身热恶寒，或胸痛咯血，舌红，苔白或黄，脉数。

【证候分析】本证以肺系症状表现、干燥少津为辨证要点。燥邪犯肺，津液被伤，肺不得滋润而失清肃，故干咳无痰，或痰少

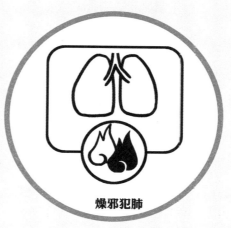

燥邪犯肺

而黏，不易咳出。津伤化燥，气道失其濡润，所以唇、舌、咽、鼻都见干燥而欠润。肺为燥邪所袭，肺卫失宣，则见身热恶寒。若燥邪化火，灼伤肺络，可见胸痛咯血。燥邪伤津则舌红，邪伤肺卫则苔多白，燥邪袭肺则苔多黄。脉数为燥热之象。

	风热犯肺证	燥邪犯肺证
发病季节	冬春多见	秋季多见
主症	咳嗽，痰稠色黄	干咳，痰少质黏，唇、舌、咽、鼻干燥
兼症	鼻塞流黄浊涕，身热恶风，口干咽痛	恶寒发热
舌苔	舌尖红，苔薄黄	舌红，苔白或黄
脉象	浮数	数

6. 痰湿阻肺证

痰湿阻肺证，是指痰湿阻滞肺系所表现的证候。多由脾气亏虚，或久咳伤肺，或感受寒湿等引起。

【临床表现】咳嗽，痰多、质黏、色白、易咯，胸闷，甚则气喘痰鸣，舌淡，苔白腻，脉滑。

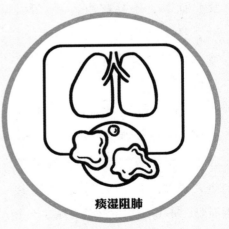

痰湿阻肺

【证候分析】本证以咳嗽、痰多、质黏、色白、易咯为辨证要点。脾气亏虚，输布失常，水湿凝聚为痰，上渍于肺；或寒湿外袭肺脏，宣降失常，肺不布津，水液停聚而为痰湿，阻于肺间，肺气上逆，故咳嗽，痰多，痰黏色白，易于咯出。痰湿阻滞气道，肺气不利，则为胸痛，甚则气喘痰鸣。舌淡，苔白腻，脉滑，皆为痰湿内阻之象。

风寒犯肺证、痰湿阻肺证的鉴别

	风寒犯肺证	痰湿阻肺证
性质	实证	外感急性发作属实，慢性发作为本虚标实证
主症	咳嗽，痰液稀白	咳嗽，痰多、质黏、色白、易咯
兼症	鼻塞流清涕，恶寒发热，无汗	胸闷，甚则气喘痰鸣
舌苔	苔白	舌淡，苔白腻
脉象	浮紧	滑

7. 大肠湿热证

大肠湿热证，是指湿热侵袭大肠所表现的证候。多因感受湿热外邪，或饮食不节等因素引起。

【临床表现】腹痛，下痢脓血，里急后重，或暴注下泻，色黄而臭，伴见肛门灼热，小便短赤，身热口渴，舌红，苔黄腻，脉滑数或濡数。

【证候分析】本证以腹痛、排便次数增多，或下痢脓血，或暴注下泻，黄色味臭为辨证要点。湿热在肠，阻滞气机，故腹痛，里急后重。湿热蕴结大肠，伤及气血，腐化为脓血，故下痢脓血。湿热

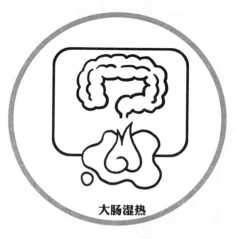

大肠湿热

之气下迫，故见暴注下泻，肛门灼热。热邪内积伤津，故身热口渴，小便短赤。舌红，苔黄腻为湿热之象。湿热为病，有湿重、热重之分。湿重于热，脉多见濡数；热重于湿，脉多见滑数。

8.肠燥津亏证

肠燥津亏证，是指津液不足，不能濡润大肠所表现的证候。多由素体阴亏，或久病伤阴，或热病后津伤未复，或妇女产后出血过多等因素所致。

【临床表现】大便秘结干燥，难以排出，常数日一行，口干咽燥，或伴见口臭、头晕等症，舌红少津，脉细涩。

【证候分析】本证以大便干燥、难于排出为辨证要点。大肠津亏，肠道失其濡润而传导不利，故大便秘结干燥，难以排出，甚或数日一行。阴伤于内，口咽失润，故口干咽燥。大便日久不解，浊气不得下泄而上逆，致口臭、头晕。阴伤则阳亢，故舌红少津。津亏脉道失充，故脉来细涩。

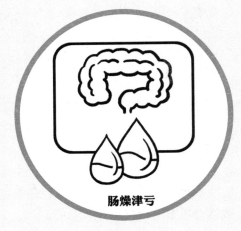

肠燥津亏

9.肠虚滑泻证

肠虚滑泻证，是指大肠阳气虚衰，不能固摄所表现的证候。多由泻、痢久延不愈所致。

【临床表现】利下无度，或大便失禁，甚则脱肛，腹痛隐隐，喜按喜温，舌淡苔白滑，脉弱。

【证候分析】本证以大便失禁为辨证要点。下利伤阳，久泻久痢，阳气虚衰，大肠失其固摄，因而下利无度，甚则大便失禁或脱肛。大肠阳气虚衰，阳虚则阴盛，寒从内生，寒凝气滞，故腹痛隐隐，喜按喜温。舌淡苔白滑，脉弱，均为阳虚阴盛之象。

大肠病三证鉴别

	大肠湿热证	肠燥津亏证	肠虚滑泻证
主症	下痢脓血或黄色稀水	大便秘结难解，数日一行	下利无度或失禁脱肛
兼症	腹痛，里急后重，肛门灼热，身热口渴，小便短赤	口干咽燥，或口臭，头晕	腹痛隐隐，喜按喜温
舌苔	舌红，苔黄腻	舌红少津	舌淡，苔白滑
脉象	滑数或濡数	细涩	弱

肾与膀胱病辨证

肾位于腰部，左右各一，其经脉与膀胱相互络属，两者互为表里关系。肾藏精，主生殖，为"先天之本"，主骨生髓充脑，在体为骨，开窍于耳，其华在发。肾又主水，并有纳气功能。膀胱具有贮尿、排尿的作用。

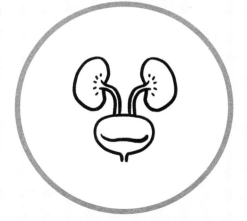

肾藏元阴元阳，为人体生长发育之根、脏腑功能活动之本，若有耗伤，则诸脏皆病，故肾多虚证。膀胱多见湿热证。

肾的病变主要反映为生长发育、生殖功能、水液代谢等异常，临床常见症状有腰膝酸软而痛、耳鸣耳聋、发白早脱、齿牙动摇，男子阳痿遗精、精少不育，女子经少经闭、不孕，以及水肿、二便异常等。膀胱的病变主要反映为小便异常及尿液的改变，临床常见尿频、尿急、尿痛、尿闭以及遗尿、小便失禁等症。

1. 肾阳虚证

肾阳虚证，是指肾脏阳气虚衰表现的证候。多由素体阳虚，或年高肾亏，或久病伤肾，以及房劳过度等因素引起。

【临床表现】腰膝酸软而痛，畏寒肢冷，尤以下肢为甚，精神萎靡，面色㿠白或黧黑，舌淡胖，苔白，脉沉弱。或男子阳痿，女子宫寒不孕；或大便久泄不止，完谷不化，五更泄泻；或浮肿，腰以下为甚，按之没指，甚则腹部胀满，全身肿胀，心悸咳喘。

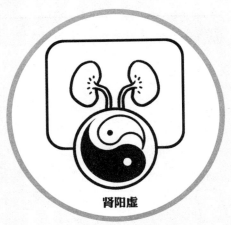

肾阳虚

【证候分析】本证一般以全身功能低下伴见寒证表现为辨证要点。腰为肾之府，肾主骨，肾阳虚衰，不能温养腰府及骨骼，则腰膝酸软疼痛；不能温煦肌肤，故畏寒肢冷。阳气不足，阴寒盛于下，故下肢尤甚。阳虚不能温煦机体、振奋精神，故精神萎靡，面色㿠白。肾阳极虚，浊阴弥漫肌肤，则见面色黧黑。舌淡胖，苔白，脉沉弱，均为肾阳虚衰之象。肾主生殖，肾阳不足，命门火衰，生殖功能减退，男子则阳痿，女子则宫寒不孕。命门火衰，火不生土，脾失健运，故久泄不止，完谷不化，或五更泄泻。肾阳不足，膀胱气化功能障碍，水液内停，溢于肌肤而为水肿；水湿下趋，肾处下焦，故腰以下肿甚，按之没指；水势泛滥，阻滞气机，则腹部胀满；水气上逆，凌心射肺，故见心悸咳喘。

2. 肾阴虚证

肾阴虚证，是指肾脏阴液不足表现的证候。多由久病伤肾，或禀赋不足，房事过度，或过服温燥劫阴之品所致。

【临床表现】腰膝酸痛，眩晕耳鸣，失眠多梦，男子遗精早泄，女子经少经闭，或见崩漏，形体

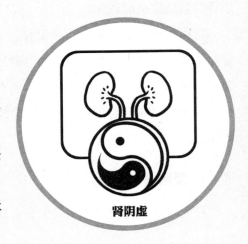

肾阴虚

消瘦，潮热盗汗，五心烦热，咽干颧红，溲黄便干，舌红少津，脉细数。

【证候分析】本证以肾病主要症状和阴虚内热证共见为辨证要点。肾阴不足，髓海亏虚，骨骼失养，故腰膝酸痛，眩晕耳鸣。肾水亏虚，水火失济，则心火偏亢，致心神不宁，而见失眠多梦。阴虚相火妄动，扰动精室，故遗精早泄。女子以血为用，阴亏则经血来源不足，所以经量减少，甚至闭经。阴虚则阳亢，虚热迫血可致崩漏。肾阴亏虚，虚热内生，故见形体消瘦，潮热盗汗，五心烦热，咽干颧红，溲黄便干，舌红少津，脉细数。

3. 肾精不足证

肾精不足证，是指肾精亏损表现的证候。多因禀赋不足，先天发育不良，或后天调养失宜，或房劳过度，或久病伤肾所致。

【临床表现】男子精少不育，女子经闭不孕，性功能减退。小儿发育迟缓，身材矮小，智力和动作迟钝，卤门迟闭，骨骼痿软。成人早衰，发脱齿摇，耳鸣耳聋，健忘恍惚，动作迟缓，足痿无力，精神呆钝等。

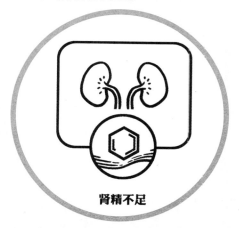

肾精不足

【证候分析】本证以生长发育迟缓、生殖功能减退以及成人早衰表现为辨证要点。肾主生殖，肾精亏，则性功能低下，男子见精少不育，女子见经闭不孕。肾为先天之本，精不足则无以化气生血、充肌长骨，故小儿发育迟缓，身材矮小；无以充髓实脑，故见智力迟钝，动作缓慢，精亏髓少，骨骼失养，则卤门迟闭，骨骼痿软，成人早衰。肾之华在发，肾精不足，则发不长，易脱发；齿为骨之余，失精气之充养，故齿牙动摇；耳为肾之窍，脑为髓海，精少髓亏，脑少空虚，故见耳鸣耳聋，健忘恍惚。精损则筋骨疲惫，故动作迟缓，足痿无力。肾精衰，脑失充，则灵机失运，可见精神呆钝。

4. 肾气不固证

肾气不固证，是指肾气亏虚，固摄无权所表现的证候。多因年高肾气亏虚，或年幼肾气未充，或房事过度，或久病伤肾所致。

【临床表现】神疲耳鸣，腰膝酸软，小便频数而清，或尿后余沥不尽，或遗尿失禁，或夜尿频多。男子滑精早泄；女子白带清稀，胎动易滑。舌淡苔白，脉沉弱。

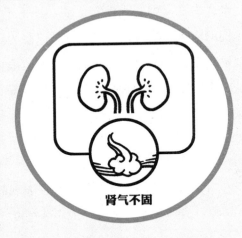

肾气不固

【证候分析】本证以肾气亏虚，膀胱不能固摄表现的症状为辨证要点。肾气亏虚，则功能活动减退，气血不能充耳，故神疲耳鸣。骨骼失于温养，故腰膝酸软。肾气亏虚，膀胱失约，故小便频数而清长，或夜尿频多，甚则遗尿失禁；排尿功能无力，尿液不能全部排出，可致尿后余沥不尽。肾气不足，则精关不固，精易外泄，故滑精早泄。肾虚而冲任亏损，下元不固，则见带下清稀。胎元不固，则易造成滑胎。舌淡苔白，脉沉弱，均为肾气虚衰之象。

5. 肾不纳气证

肾不纳气证，是指肾气虚衰，气不归元所表现的证候。多由久病咳喘，肺虚及肾，或劳伤肾气所致。

【临床表现】久病咳喘，呼多吸少，气不得续，动则喘息益甚，自汗神疲，声音低怯，腰膝酸软，舌淡苔白，脉沉弱。或喘息加剧，冷汗淋漓，肢冷面青，脉浮大无根。或气短息促，面赤心烦，咽

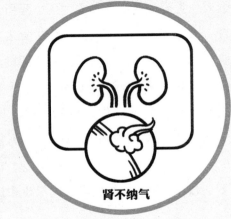

肾不纳气

干口燥，舌红，脉细数。

【证候分析】本证以久病咳喘、呼多吸少、气不得续、动则益甚和肺肾气虚表现为辨证要点。肾虚则摄纳无权，气不归元，故呼多吸少，气不得续，动则喘息益甚。骨骼失养，故腰膝酸软。肺气虚，卫外不固则自汗；功能活动减退，故神疲声音低怯。舌淡苔白，脉沉弱，均为气虚之象。若阳气虚衰欲脱，则喘息加剧，冷汗淋漓，肢冷面青，虚阳外浮，脉见浮大无根。肾虚不能纳气，则气短息促。肾气不足，久延伤阴，阴虚生内热，虚火上炎，故面赤心烦，咽干口燥。舌红，脉细数，均为阴虚内热之象。

肾病五证的鉴别

相同点				
均为虚证，均见腰膝酸软，神倦无力				
不同点				
	肾阳虚证	肾阴虚证	肾精不足证	肾气不固证	肾不纳气证
生殖	阳痿，女子宫寒不孕	遗精早泄，经少经闭	精少不育，经闭不孕	滑精，早泄，带多，滑胎	
二便	五更泄泻	溲黄，便干		小便频数而清，余沥不尽，遗尿失禁，夜间尿频	
其它症状	形寒肢冷，浮肿	失眠多梦，潮热盗汗，咽干颧红	痿软，齿摇耳聋动作迟缓无力，精神呆钝发脱健忘足痿精神呆钝	神疲耳鸣	咳喘，呼多吸少，气不得续，动则喘息益甚，自汗神疲声音低怯
舌苔	舌淡胖，苔白	舌红少津	舌淡红，苔白	舌淡苔白	舌红苔白
脉象	沉细	细数	沉细	沉弱	细数

6. 膀胱湿热证

膀胱湿热证，是指湿热蕴结膀胱所表现的证候。多由感受湿热，或饮食不节，湿热内生，下注膀胱所致。

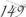

【临床表现】尿频，尿急，排尿艰涩，尿道灼痛，尿黄赤浑浊或尿血，或有砂石，小腹胀痛迫急，或伴见发热，腰酸胀痛，舌红，苔黄腻，脉滑数。

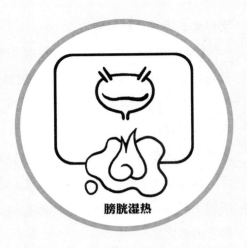

膀胱湿热

【证候分析】本证以尿频、尿急、尿痛、尿黄为辨证要点。湿热蕴结膀胱，热迫尿道，故尿频，尿急，排尿艰涩，尿道灼痛。湿热内蕴，膀胱气化失司，故尿液黄赤混浊，小腹胀痛迫急。湿热伤及阴络则尿血。湿热久郁不解，煎熬尿中杂质而成砂石，故尿中可见砂石。湿蕴郁蒸，热淫肌表，可见发热，波及肾脏则见腰痛。舌红，苔黄腻，脉滑数，均为湿热内蕴之象。

第⑨章
六经辨证

　　六经辨证，始见于《伤寒论》，是东汉医学家张仲景在《素问·热论》等篇的基础上，结合伤寒病证的传变特点，所创立的一种论治外感病的辨证方法。它以六经（太阳经、阳明经、少阳经、太阴经、少阴经、厥阴经）为纲，将外感病演变过程中所表现的各种证候，总结归纳为三阳病（太阳病、阳明病、少阳病），三阴病（太阴病、少阴病、厥阴病）六类，分别从邪正盛衰、病变部位、病势进退及其相互传变等方面阐述外感病各阶段的病变特点。凡是抗病能力强、病势亢盛者，为三阳病证；抗病力弱、病势虚弱者，为三阴病证。

　　六经病证，是经络、脏腑病理变化的反映。其中三阳病证以六腑的病变为基础；三阴病证以五脏的病变为基础。因此，六经病证基本上概括了脏腑和十二经的病变。运用六经辨证，不仅仅局限于外感病的诊治，对内伤杂病的论治，也同样具有指导意义。

　　六经病证是外邪侵犯人体，作用于六经，致六经所系的脏腑经络及其气化功能失常，从而产生病理变化，而出现的一系列证候。经络、脏腑是人体不可分割的有机整体，故某一经的病变，很可能影响到另一经，六经之间可以相互传变。六经病证传变的一般规律是由表入里，由经络入脏腑，由阳经入阴经。病邪的轻重、体质的强弱，以及治疗恰当与否，都是决定传变的主要因素。如病人体质衰弱，或医治不当，虽为阳证亦可转入三阴；反之，如病护理较好，医治适宜，正气得复者，虽为阴证亦可转出三阳。因而针对临床上出现的各种证候，运用六经辨证的方法，可以确定何经为病，进而明确该病证的病因病机，确立相应的治法，列出对证的方药，这就是六经病证分类的意义所在。

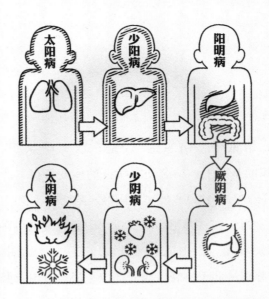

太阳病证

太阳病证，是指邪自外入或病由内发，致使太阳经脉及其所属脏腑功能失常所表现的证候。太阳经是阳气旺盛之经，主一身之表，抗御外邪侵袭，为一身之藩篱，包括足太阳膀胱经和手太阳小肠经。外邪侵袭人体，大多从太阳而入，卫气奋起抗邪，正邪相争，若太阳经气不利，营卫失调则发病。病由内发者，系在一定条件下，疾病由阴转阳，或由表入里。由于病人体质和病邪传变的不同，同是太阳经证，却又有中风与伤寒的区别。

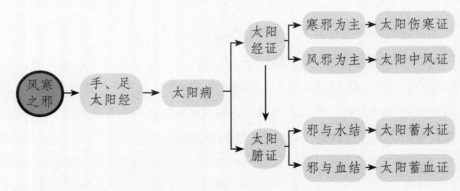

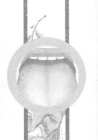

1. 太阳经证

太阳经证，是指外邪侵袭人体肌表，正邪相争，营卫失和所表现的证候。可分为太阳中风证和太阳伤寒证。

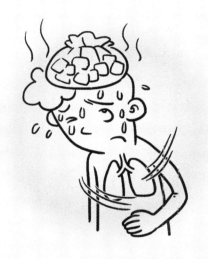

（1）太阳中风证

太阳中风证，是指风邪袭于肌表，卫气不固，营阴不能内守而外泄所表现的证候。临床上亦称之为外感表虚证。

【临床表现】发热，汗出，恶风，头痛，脉浮缓，有时可见鼻鸣、干呕。

【证候分析】太阳主表，统摄营卫，风邪外袭肌表，腠理疏松，故见恶风；卫为阳，功主卫外，卫阳被遏，则卫阳浮盛于外而发热；卫阳浮盛于外，失其固外开合的作用，因而营阴不能内守而汗出；汗出肌腠疏松，营阴不足，故脉浮缓。鼻鸣、干呕则是风邪壅滞而影响及肺胃使然。此证具有汗出、脉浮缓的特征，故又称为外感表虚证。这是对太阳伤寒证的表实而言，并非绝对的虚证。

（2）太阳伤寒证

太阳伤寒证，是指寒邪袭表，太阳经气不利，卫阳被束，营阴郁滞所表现的证候。临床上亦称之为伤寒表实证。

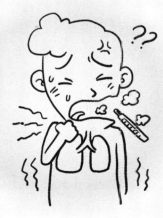

【临床表现】发热，恶寒，头项强痛，体痛，无汗而喘，脉浮紧。

【证候分析】寒邪袭表，卫阳奋起抗争，卫阳温煦失职，则出现恶寒；卫阳浮盛于外，势必与邪相争，卫阳被遏，故出现发热。风寒外袭，腠理闭塞，故无汗；寒邪外袭，太阳经气不利，故出现头项强痛；正气欲向外而寒邪束于表，故见脉浮紧；呼吸喘促乃由于邪束于外，肌腠失宣，影响及肺，肺气不利所致。因其无汗，故称之为伤寒表实证。

2. 太阳腑证

太阳腑证，是指太阳经证不解，内传入腑所表现的证候。

（1）太阳蓄水证

太阳蓄水证，是指外邪不解，内舍于太阳膀胱之腑，膀胱气化失司，水液停蓄所表现的证候。

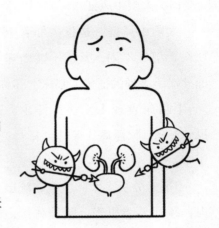

【临床表现】小便不利，小腹胀满，发热烦渴，渴欲饮水，水入即吐，脉浮或浮数。

【证候分析】膀胱主藏津液，化气行水，膀胱气化不利，则既不能布津上承，又不能化气行水，故出现烦渴，小便不利。水气上逆，停聚于胃，拒而不纳，故水入即吐。本证的特点是小便不利，烦渴欲饮，饮入则吐。

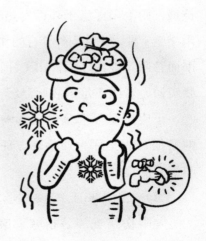

（2）太阳蓄血证

太阳蓄血证，是指外邪入里化热，随经深入下焦，邪热与瘀血相互搏结于少腹所表现的证候。

【临床表现】少腹急结，硬满疼痛，如狂或发狂，小便自利或不利，或大便色黑，舌紫或有瘀斑，脉沉涩或沉结。

【证候分析】外邪侵袭太阳，入里化热，营血被热邪煎灼，热与蓄血相搏于下焦少腹，故见少腹拘急，甚则硬满疼痛。心主血脉而藏神，邪热上扰心神，则如狂或发狂。若瘀血结于膀胱，气化失司，轻则小便自利，重则小便不利，溺涩而痛。瘀血停留胃肠，则见大便色黑。郁热阻滞，脉道不畅，故脉沉涩或沉结。本证以妇女多见，除上述表现外，常兼有经水不调、痛经或经闭等瘀热阻于胞宫的症状。

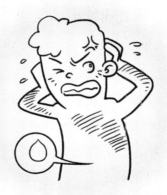

阳明病证

阳明病证，是指太阳病未愈，病邪逐渐亢盛入里，内传阳明或本经自病而引起邪伤炽盛，灼伤津液所表现的证候。为外感病的极期阶段，以身热汗出、不恶寒、反恶热为基本特征。病位主要在肠胃，病性属里、热、实证。根据邪热入里是否与肠中积滞互结，可分为阳明经证和阳明腑证。

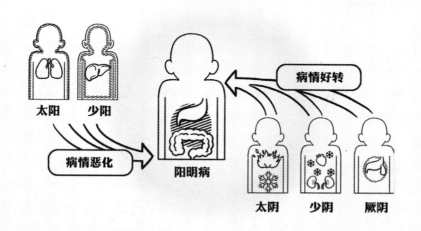

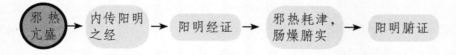

1．阳明经证

阳明经证，是指邪热亢盛，充斥阳明之经，肠中并无燥屎内结所表现的证候，又称阳明热证。

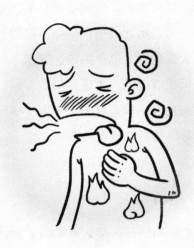

【临床表现】身大热，汗出，口渴引饮，或见手足厥冷，喘促气粗，心烦谵语，舌质红，苔黄腻，脉洪大。

【证候分析】本证以壮热、汗出、大渴、脉洪大为临床特征。邪入阳明，燥热亢盛，充斥阳明经脉，故见大热；邪热熏蒸，迫津外泄，故见汗出；热盛煎熬津液，津液受损，故出现口渴引饮，热甚阳亢，阳明为气血俱多之经，热迫其经，气血沸腾，故见脉洪大；热扰心神，神志不宁，故出现心烦谵语；热邪炽盛，阴阳之气不能顺接，阳气一时不能外达于四末，故出现手足厥冷，所谓"热甚厥亦甚"正是此意；舌质红，苔黄腻，皆为阳明热邪偏盛之象。

2．阳明腑证

阳明腑证，是指阳明经邪热不解，由经入腑，或热自内发，与肠中糟粕互结，阻塞肠道所表现的证候，又称阳明腑实证。临床表现以"痞、满、燥、实"为特点。

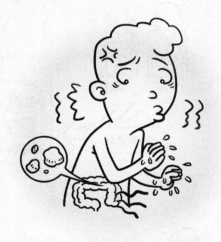

【临床表现】日晡潮热，手足汗出，脐腹胀满疼痛，大便秘结，或腹中频转失气，甚者谵语、狂乱、不得眠，舌苔厚黄干燥，或边尖起芒刺，甚至焦黑燥裂，脉沉迟而实，或滑数。

【证候分析】本征以"痞、满、燥、实"为临床特征。较经证为重，往往是阳明经证进一步的发展。阳明腑实证多为日晡潮热，即午后三至五时热较盛；而四肢禀气于阳明，腑中实热，弥漫于经，故手足汗出；阳明证大热汗出，或误用发汗使津液外泄，使肠中干燥，热与糟粕充斥肠道，结而不通，则脐腹部胀满疼痛，大便秘结；燥粪内结，结而不通，气从下矢，则腹中矢气频转。邪热炽盛上蒸而熏灼心宫，出现谵语、狂乱、不得眠等症。邪热内结而津液被劫，故苔黄干燥，起芒刺，或焦黑燥裂。燥热内结于肠，脉道壅滞而邪热迫急，故脉沉迟而实，或滑数。

少阳病证

少阳病证，是指人体受外邪侵袭，邪正分争于半表半里之间，少阳枢机不利所表现的证候。少阳病从其病位来看，是已离太阳之表，而又未入阳明之里，正是半表半里之间，因而其病机属于半表半里的热证。可由太阳病不解内传，或病邪直犯少阳，或三阴病阳气来复，转入少阳而发病。

【临床表现】往来寒热，胸胁苦满，默默不欲饮食，心烦喜呕，口苦，咽干，目眩，苔薄白，脉弦。

【证候分析】本证以往来寒热、胸胁苦满、心烦口苦、呕恶为其主症。邪犯少阳，邪正交争于半表半里，故见往来寒热；少阳受病，胆火上炎，灼伤津液，故见口苦，咽干；胸胁是少阳经循行部位，邪热壅于少阳，经

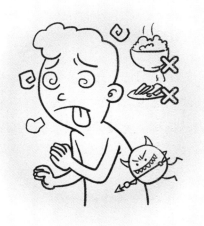

脉阻滞，气血不和，则胸胁苦满；肝胆疏泄不利，影响及胃，胃失和降，则见呕吐，默默不欲饮食；少阳木郁，水火上逆，则心中烦扰；肝胆受病，气机郁滞，故见脉弦。

太阴病证

太阴病证，是指邪犯太阴，脾胃功能衰弱所表现的证候。太阴病中之"太阴"主要是指脾（胃）而言。可由三阳病治疗失当，损伤脾阳，或脾气素虚，寒邪直中而起病。

【临床表现】腹满而吐，食不下，自利，口不渴，时腹自痛，或舌苔白腻，脉沉缓而弱。

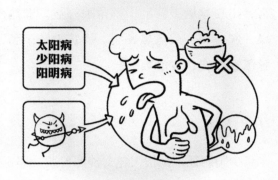

【证候分析】太阴病总的病机为脾胃虚寒，寒湿内聚。脾土虚寒，中阳不足，脾失健运，寒湿内生，湿滞气机则腹满；寒邪内阻，气血运行不畅，故腹痛阵发；中阳不振，寒湿下注，则腹泻便溏，甚则下利清谷；下焦气化未伤，津液尚能上承，所以口不渴；寒湿之邪弥漫太阴，故舌苔白腻，脉沉缓而弱。

少阴病证

少阴病证，是指心肾阳虚，虚寒内盛所表现的全身性虚弱的证候。少阴病证为六经病变发展过程中最危险的阶段。病至少阴，心肾功能衰退，抗病能力减弱，或从阴化寒，或从阳化热，因而在临床上有寒化、热化之分。

1.少阴寒化证

少阴寒化证，是指心肾水火不济，病邪从水化寒，阴寒内盛而阳气衰弱所表现的证候。

【临床表现】无热恶寒，脉微，但欲寐，四肢厥冷，下利清谷，呕不能食，或食入即吐，或脉微欲绝，反不恶寒，甚至面赤。

【证候分析】阳虚失于温煦，故无热恶寒，四肢厥冷；阳气衰微，神气失养，故见但欲寐、神情衰惫的状态；阳衰寒盛，无力鼓动血液运行，故见脉微细；肾阳虚，无力温运脾阳以助运化，故下利清谷；若阴寒极盛，格阳于外，虚阳外浮，则表现出反不恶寒、面赤等假热之象。

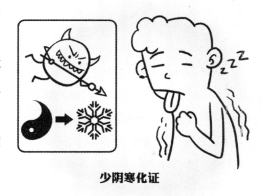

少阴寒化证

2. 少阴热化证

少阴热化证，是指少阴病邪从火化热而伤阴，致阴虚阳亢所表现的证候。

【临床表现】心烦不寐，口燥咽干，小便短赤，舌红，脉细数。

【证候分析】邪入少阴，从阳化热，热灼真阴，肾阴亏，心火亢，心肾不交，故出现心烦不寐；邪热伤津，津伤而不能上承，故

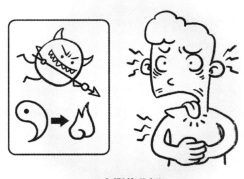

少阴热化证

口燥咽干；心火下移小肠，故小便短赤；阴伤热灼，内耗营阴，故见舌红，脉细数。

厥阴病证

厥阴病证，是指病至厥阴，机体阴阳调节功能发生紊乱所表现的寒热错杂、厥热胜复的证候。厥阴病证为六经病证的较后阶段。厥阴病的发生，一为直中，系平素厥阳之气不足，风寒外感，直入厥阴；二为传经，少阴病进一步发展传入厥阴；三为转属，少阳病误治、失治，阳气大伤，病转厥阴。

【临床表现】消渴，气上冲心，心中疼热，饥不欲食，食则吐蛔。

【证候分析】本证主要表现为上热下寒，胃热肠寒的症状。上热，多指邪热犯于上焦，此处应包括胃。病人自觉热气上冲于脘部甚至胸部，时感灼痛，此属肝气挟邪热上逆所致；热灼津液，则口渴多饮。下寒，多指肠道虚寒，此处亦应包括胃。

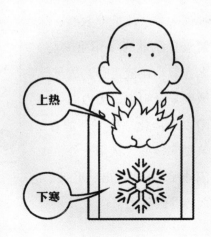

胃肠虚寒，运化失司，则饥不欲食；蛔虫喜温而恶寒，肠寒则蛔动，逆行于胃或胆道，则可见吐蛔。此证反映了厥阴病寒热错杂的特点。

六经病的传变

传变是疾病本身发展过程中固有的某些阶段性的表现，也是人体脏腑、经络相互关系发生紊乱而依次传递的表现。一般认为，"传"是指疾病循着一定的趋向发展；"变"是指病情在某些特殊条件下发生性质的转变。六经病证是脏腑、经络病理变化的反映，人体是一个有机的整体，脏腑、经络密切相关，故一经的病变常常会涉及到另一经，从而表现为合病、并病、直中及传经四种方式。

1. 合病

凡疾病发病之初，两经或三经的病证同时出现，称为合病。如太阳经证和阳明经证同时出现，称"太阳阳明合病"；三阳病同病者，称为"三阳合病"。

2. 并病

凡一经病证未罢，又出现另一经病证，两经病证合并出现，称为并病。如少阳病未愈，进一步发展而又涉及阳明者，称"少阳阳明并病"。

3. 传经

病邪从外侵入，由表及里，或正气来复，由里出表，由某一经病证转变为另一经病证，称为传经。传经与否，取决于体质的强弱、感邪的轻重、治疗是否得当三个方面。如邪盛正衰，则发生传变；正盛邪退，则病转痊愈。身体强壮者，病变多传三阳；体质虚弱者，病变多传三阴。此外，误汗、误下，也能传入阳明，更可以不经少阳、阳明而经传三阴。但三阴病也不一定从阳经传来，有时外邪可以直中三阴。传经的方式有以下三种。

（1）循经

指按六经次序相传。如太阳病不愈，传入阳明，阳明不愈，传入少阳；三阳不愈，传入三阴，首传太阴，次传少阴，终传厥阴。但亦有按太阳→少阳→阳明→太阴→厥阴→少阴传变的说法。

（2）越经传

指不按上述循经次序，隔一经甚或隔两经以上相传。如太阳病不愈，不传少阳，而传阳明，或不传少阳、阳明而直传太阴。越经传的原因，多由病邪旺盛，正气不足所致。

（3）表里传

指六经中相为表里的阴阳两经相传。如太阳传入少阴，少阳传入厥阴，阳明传入太阴，多为邪盛正虚，由实转虚，病情加重之恶兆，与越经传含义不同。

4. 直中

凡病邪初起不从阳经传入，而直接侵袭阴经，表现出三阴证候者，称为直中。

以上所述，都属由外传内，由阳转阴。此外，还有一种里邪出表，由阴转阳的阴病转阳证。所谓阴病转阳，就是本为三阴病而转变为三阳证，多为正气渐复，病有向愈的征象。

太阳病	主症：脉浮，头项强痛而恶寒 属性：表寒证	
阳明病	主症：身热，汗出，不恶寒反恶热 属性：里热证	
少阳病	主症：寒热往来，胸胁苦满，口苦，咽干，目眩 属性：半表半里证	
太阴病	主症：腹满而吐，食不下，自利，时腹自痛 属性：脾虚寒证	
少阴病	主症：脉微细，但欲寐 属性：心肾虚寒、虚热证	
厥阴病	主症：消渴，气上冲心，心中疼热，饥不欲食，食则吐蛔 属性：肝与心包寒热虚实错杂证	

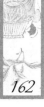

第⑩章
卫气营血辨证

卫气营血辨证，是清代医学家叶天士首创的一种论治外感温热病的辨证方法。

温热病与伤寒病的区别

疾病	发病	特点	温病前	温病后	辨证方法
伤寒	寒邪外袭	传变较慢 易伤阳气	伤寒义广	伤寒义狭	六经辨证
温病	温邪上受	传变迅速 易于内陷	温病义狭	温病义广	卫气营血辨证

四时温热邪气侵袭人体，会造成卫气营血生理功能的失常，破坏了人体的动态平衡，从而导致温热病的发生。此种辨证方法是在伤寒六经辨证的基础上发展而来的，弥补了六经辨证的不足，从而丰富了外感病辨证学的内容。

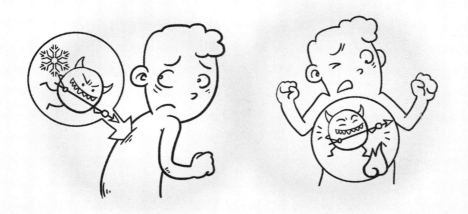

卫、气、营、血，即卫分证、气分证、营分证、血分证这四类不同证候。当温热病邪侵入人体，一般先起于卫分，邪在卫分，郁而不解，

则传变而入气分，气分病邪不解，以致正气虚弱，津液亏耗，病邪乘虚而入营血，营分有热，动血耗阴，势必累及血分。

温热病按照卫气营血辨证方法，可分为卫分证候、气分证候、营分证候和血分证候四大类。这四类证候标志着温热病邪侵袭人体后由表入里的四个层次。卫分主皮毛，是最浅表的一层，也是温热病的初起。气分主肌肉，较皮毛深入一层。营血主里，营主里之浅，血主里之深。

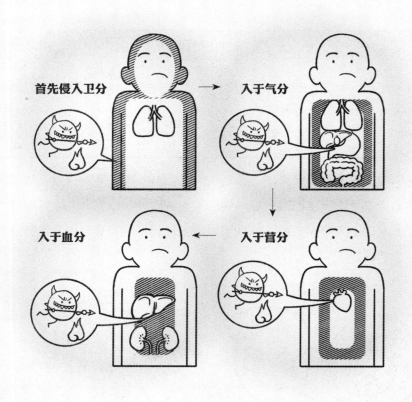

卫分证候

卫分证候，是指温热病邪侵犯人体肌表，致使肺卫功能失常所表现的证候。其病变主要累及肺卫。

【临床表现】发热与恶寒并见，发热较重，恶风（寒）较轻，舌边尖红，苔薄黄，脉浮数，或伴有咳嗽，咽喉肿痛。

【证候分析】风温之邪犯表，卫气被郁，奋而抗邪，故发热，微恶风寒。风温伤肺，故咳嗽，咽喉肿痛。风热上扰，则舌边尖红。风邪在表，故脉浮，苔薄；兼热邪则苔黄，脉数。

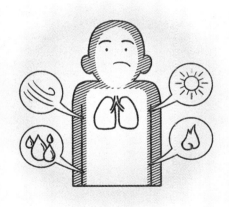

气分证候

气分证候，是指温热病邪内入脏腑，正盛邪实，正邪剧争，阳热亢盛的里热证候。此证为温热邪气由表入里，由浅入深的极盛时期。由于邪入气分及所在脏腑、部位的不同，所反映的证候有多种类型，常见的有热壅于肺、热扰胸膈、热在肺胃、热迫大肠等。

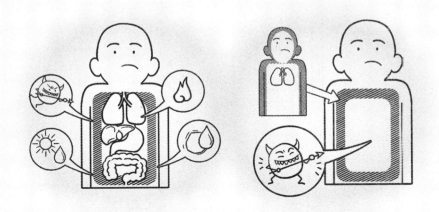

【临床表现】发热（不恶寒反恶热），舌红苔黄，脉数；常伴有心烦、口渴、面赤等症。若兼咳喘，胸痛，咯吐黄稠痰者，为热壅于肺；若兼心烦懊恼，坐卧不安者，为热扰胸膈；若兼自汗，喘急，烦闷，渴甚，脉数而苔黄燥者，为热在肺胃；若兼胸痞，烦渴，下利，谵语者，为热迫大肠。

【证候分析】温热病邪，入于气分，正邪剧争，阳热亢盛，故发热而不恶寒，尿赤，舌红苔黄，脉数；邪不在表，故不恶寒而反恶热；热甚津伤，故口渴；热扰心神，故心烦。热壅于肺，气机不利，故咳喘，胸痛；肺热炼液成痰，故痰多黄稠。热扰胸膈，郁而不达，故烦闷懊恼，坐卧不宁。热在肺胃，热在于肺，肺热郁蒸，则自汗，喘急；热在于胃，津液被热所灼，则烦闷，渴甚而脉数，苔黄燥。肺胃之热下迫大肠，肠热炽盛，热结旁流，则胸痞烦渴，下利，谵语。

营分证候

营分证候，是指温热病邪内陷的深重阶段所表现的证候。营行脉中，内通于心，故营分证以营阴受损，心神被扰的病变为其特点。

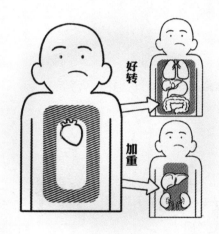

【临床表现】身热夜甚，口渴不甚，心烦不寐，甚或神昏谵语，斑疹隐现，舌质红绛无苔，脉细数。

【证候分析】邪热入营，灼伤营阴，真阴被劫，故身热夜甚，口干反不甚渴，脉细数。营分有热，热势蒸腾，故舌质红绛。若热窜血络，则可见斑疹隐隐。心神被扰，故心烦不寐，神昏谵语。

血分证候

血分证候，是指温热邪气深入阴分，损伤精血津液的危重阶段所表现的证候。本证也是卫气营血病变最后阶段的证候。典型的病理变化为热盛动血，心神错乱。其病变主要累及心、肝、肾三脏。临床以血热妄行和血热伤阴多见。

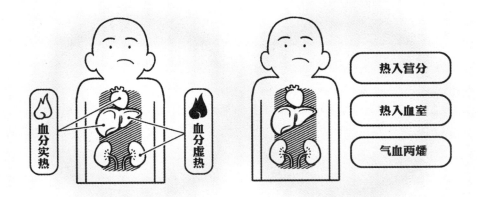

1. 血热妄行证

是指热入血分，损伤血络而表现的出血证候。

【临床表现】在营分证的基础上，伴见烦热躁扰，神昏谵语，斑疹透露，色紫或黑，吐衄，便血，尿血，舌质深绛或紫，脉细数。

【证候分析】邪热入于血分，较诸热入营分更为重。血热扰心，故躁扰发狂；血分热极，迫血妄行，故见出血诸症；由于热炽甚极，故见神昏谵语，斑疹紫黑；血中热炽，故舌质深绛或紫；实热伤阴耗血，故脉见细数。

热入营分和血热妄行二者在麻疹和舌象上的主要区别为：前者热灼于营，斑疹隐隐，舌质红绛，为病尚浅；后者热灼于血，斑疹透紫色或紫黑，舌深绛或紫。

2. 血热伤阴证

是指血分热盛，阴液耗伤而表现的阴虚内热的证候。

【临床表现】持续低热，暮热朝凉，五心烦热，口干咽燥，神倦耳聋，心烦不寐，舌干少苔，脉虚细数。

【证候分析】邪热久羁血分，劫灼阴液，阴虚则阳热内扰，故低热，或暮热朝凉，五心烦热；阴精耗竭，不能上荣清窍，故口干，舌燥，舌干少苔，耳聋；阴精亏损，神失所养，故神倦；精血不足，故脉虚细；阴虚内热，则见脉数。

	卫分证	气分证	营分证	血分证之血热妄行证	血分证之血热伤阴证
症状	发热，微恶风寒，口渴，头痛，咳嗽，咽喉肿痛	发热（不恶寒反恶热），口渴，或咳喘痰黄，或心烦懊恼，或壮热大汗	身热夜甚，口渴不甚，心烦不寐，甚或神昏谵语，斑疹隐隐	烦热狂躁，谵妄，斑疹透露，吐衄，便血，尿血	低热，暮热朝凉，五心烦热，口干，神倦耳聋，心烦不寐
舌苔	舌边尖红	舌红苔黄	舌质红绛无苔	舌质深绛或紫	舌干少苔
脉象	浮数	数	细数	细数	虚细数

卫气营血证的传变

在外感温热病过程中，卫气营血病证的传变，有顺传和逆传两种形式。

1. 顺传

指温热病邪多起于卫分，渐次传入气分、营分、血分，即由浅入深，由表及里，按照卫分→气分→营分→血分的次序传变。顺传标志着邪气步步深入，病情逐渐加重。

2. 逆传

指温热病邪不按上述次序传变。其又可分为两种：一为不循经传，如在发病初期不一定出现卫分证候，而直接出现气分、营分或血分证候；一为传变迅速而病情重笃，如热势弥漫，不但气分、营分有热，而且血分受燔灼出现气营同病，或气血两燔。

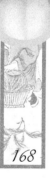

第⊕一章
三焦辨证

　　三焦辨证是外感温热病辨证纲领之一，为清代医家吴鞠通创立的一种辨证方法。它是根据《内经》关于三焦所属部位的论述，大体将人体躯干所隶属的脏器划分为上、中、下三个部分。并结合《伤寒论》六经辨证和叶天士卫气营血辨证，以温病的传变规律特点为核心而总结出来的。

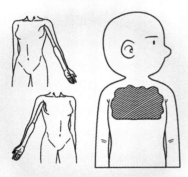

从咽喉至胸隔属上焦

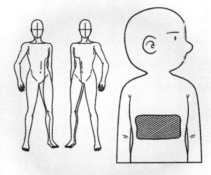

脘腹属中焦

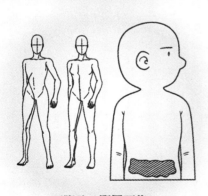

下腹及二阴属下焦

　　三焦所属脏腑的病理变化和临床表现，标志着温病发展过程的不同阶段。上焦主要包括手太阴肺和手厥阴心包的病变，多为温热病的初期阶段。中焦主要包括手、足阳明和足太阴脾的病理变化，多为温热病的中期阶段。脾胃同属中焦，阳明主燥，太阴主湿。邪入阳明从燥化，则多呈里热燥实证；邪入太阴从湿化，则多为湿温病证。下焦主要包括足少阴肾和足厥阴肝的病变，多为肝肾阴虚之候，属温病的末期阶段。

上焦病证

上焦病证，是指温热病邪侵袭人体，从口鼻而入，自上而下，一开始就出现的肺卫受邪的证候。温邪犯肺以后，其传变有两种趋势：一种是顺传，即指病邪由上焦传入中焦而出现中焦足阳明胃经的证候；另一种为逆传，即从肺经而传入手厥阴心包经，出现"逆传心包"的证候。

【临床表现】微恶风寒，身热自汗，口渴或不渴而咳，午后热甚，脉浮数或两寸独大；邪入心包，则舌蹇肢厥，神昏谵语。

【证候分析】邪犯上焦，肺合皮毛而主表，故恶风寒。肺病不能化气，气郁则身热。肺气不宣，则见咳

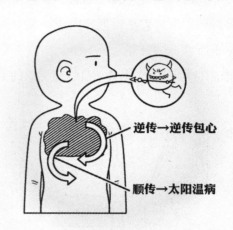

逆传→逆传包心

顺传→太阳温病

嗽。午后属阴，浊阴旺于阴分，故午后身热。温热之邪在表，故脉浮数。邪在上焦，故两寸独大。温邪逆传心包，舌为心窍，故舌蹇。心阳内郁，故肢厥。热迫心伤，神明内乱，故神昏谵语。

中焦病证

中焦病证，是指温病自上焦开始，顺传至中焦，表现出的脾胃证候。若邪从燥化，或为无形热盛，或为有形热结，表现出阳明失润，燥热伤阴的证候。若邪从湿化，郁阻脾胃，气机升降不利，则表现出湿温病证。因

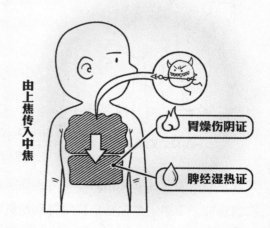

由上焦传入中焦

胃燥伤阴证

脾经湿热证

此，在证候上有胃燥伤阴与脾经湿热之分。

1.胃燥伤阴证

是指病入中焦，邪从燥化，出现阳明燥热的证候。

【临床表现】身热面赤，腹满便秘，口干咽燥，唇裂舌焦，苔黄或焦燥，脉沉涩。

【证候分析】阳热上炎，则身热面赤。燥热内盛，热迫津伤，胃失所润，则见身热腹满便秘，口干咽燥，唇裂，苔黄或焦燥。气机不畅，津液难于输布，故脉沉涩。

本证病机和临床表现，与六经辨证中的阳明病证基本相同。但本证为感受温邪，传变快，人体阴液消耗较多。

2.脾经湿热证

是指湿温之邪，郁阻足太阴脾经而表现的证候。

【临床表现】面色淡黄，头身困重，汗出热不解，身热不扬，小便不利，大便不爽或溏泄，苔黄滑腻，脉细而濡数，或见胸腹等处出现白痦。

【证候分析】太阴湿热，热在湿中，郁蒸于上，则面色淡黄，头身困重。湿热缠绵，不易分解，故汗出热不解。湿热困郁，阻滞中焦，脾失健运，气失通畅，故小便不利，大便不爽或溏泄。湿性黏滞，湿热之邪留恋气分不解，郁蒸肌表，则见身热不扬，白痦透露。苔黄滑腻，脉细而濡数，均为湿热郁蒸之象。

下焦病证

下焦病证，是指温邪久留不退，劫灼下焦阴精，肝肾受损，而出现的肝肾阴虚证候。

【临床表现】身热面赤，手足心热甚于手足背，口干舌

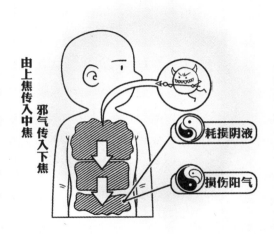

由上焦传入中焦

邪气传入下焦

耗损阴液

损伤阳气

燥，神倦耳聋，脉虚大；或手足蠕动，心中憺憺大动，神倦脉虚，舌绛少苔，甚或时时欲脱。

【证候分析】温病后期，病邪深入下焦，真阴耗损，虚热内扰，则见身热面赤，手足心热甚于手足背，口干舌燥等阴虚内热之象。阴精亏损，神失所养，则神倦。阴精不得上荣清窍，则耳聋。肝为刚脏，属风木而主筋，依赖肾水涵养，真阴被灼，水亏木旺，筋失所养而拘挛，则出现手足蠕动，甚或痉挛。阴虚水亏，虚风内扰，则心中憺憺大动。脉虚，舌绛苔少，甚或欲脱，均为阴精耗竭之虚象。

三焦病证的传变

三焦病证，标志着温病发展过程中的三个不同阶段。上焦病证，多表现于温病的初期阶段；中焦病证，多表现于温病的中期阶段；下焦病证，多表现于温病的末期阶段。其传变多由上焦手太阴肺经开始，由此而传入中焦，进而传入下焦者，为顺传；如感受病邪偏重，低抗力较差，病邪由肺卫传入手厥阴心包经者，为逆传。

三焦病证的传变，取决于病邪的性质和机体正气的强弱等因素，如病人体质偏于阴虚而抵抗力较强者，感受病邪又为温热、温毒、风温、温疫，若顺传中焦，则多从燥化而为阳明燥热证；若传入下焦，则为肝肾阴虚之证。如体质偏于阳虚而抵抗力较弱者，感受病邪又为寒湿，若顺传中焦，则多从湿化而为太阴湿化证；若传入下焦，则为湿久伤阳之证。唯暑兼湿热，传入中焦可从燥化，也可从湿化；传入下焦，既可伤阴，也可伤阳，随其所兼而异。

三焦病的传变过程，虽然有自上而下，但这仅指一般而言，并不是固定不变的。有的病犯上焦，经治而愈，并无传变；有的又可自上焦传于下焦，或由中焦再传肝肾者，这与六经辨证的循经传、越经传相似。有初起即见中焦太阴病症状者，也有发病即见厥阴症状者，这又与六经辨证中的直中相类似。此外，两焦症状互见和病邪弥漫三焦者，这又与六经辨证的合病、并病相似。